몸과 마음과 영성

몸과 마음과 영성

발행일   2024년 12월 6일

지은이   고경봉
펴낸이   손형국
펴낸곳   (주)북랩
편집인   선일영   편집   김은수, 배진용, 김현아, 김다빈, 김부경
디자인   이현수, 김민하, 임진형, 안유경   제작   박기성, 구성우, 이창영, 배상진
마케팅   김회란, 박진관
출판등록   2004. 12. 1(제2012-000051호)
주소   서울특별시 금천구 가산디지털 1로 168, 우림라이온스밸리 B동 B111호, B113~115호
홈페이지   www.book.co.kr
전화번호   (02)2026-5777   팩스   (02)3159-9637

ISBN   979-11-7224-407-1 03510 (종이책)   979-11-7224-408-8 05510 (전자책)

(주)북랩 성공출판의 파트너

북랩 홈페이지와 패밀리 사이트에서 다양한 출판 솔루션을 만나 보세요!

홈페이지 book.co.kr   •   **블로그** blog.naver.com/essaybook   •   **출판문의** text@book.co.kr

---

작가 연락처 문의 ▶ ask.book.co.kr

작가 연락처는 개인정보이므로 북랩에서 알려드릴 수 없습니다.

✴ 건강하고 풍성한 삶을 향한 길 ✴

몸과 마음과 영성

고경봉 지음

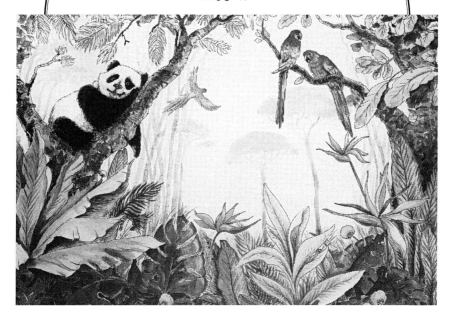

영성은 신체와 정신의 건강에 어떤 도움을 주는가
영성으로 몸과 마음을 다스리고 굳건한 회복 탄력성을 갖추자

🐋 북랩

책을 펴내면서

몸과 마음이 아무리 건강하고 부족함이 없더라도 채워지지
않는 허기와 목마름으로 무언가를 갈구하게 됩니다. 바로 그것
이 영성에 대한 갈구입니다. 이런 갈구를 채울 때 비로소 풍성한
삶을 살게 되는 것입니다.

평소 건강에서 정신과 신체와 영성의 역할에 관해 관심을 가
지면서 일반 대중에게 도움이 될 수 있는 책을 펴낼 생각을 해
왔습니다. 정신과 신체에 관해서는 오래전부터 나의 전공 분
야였기 때문에 비교적 잘 아는 편입니다. 그러나 정신신체의학
에서 영성의 역할에 관해서는 관심을 가지면서도 충분히 알아
볼 기회가 적었습니다. 다행히 2018년 영문판 『스트레스와 신
체증상: 생물정신사회영적 관점(Stress and Somatic Symptoms:

Biopsychosociospiritual Perpectives』(Springer 출판)을 준비하면서 종교와 영성에 관한 자료들을 정리할 수 있었습니다.

코로나 팬데믹 기간 동안 '회복 탄력성(resilience)'의 중요성을 어느 때보다 절실히 느껴 국제정신신체의학회(International College of Psychosomatic Medicine: ICPM) 회장으로 재임 중 2022년 미국 뉴욕주 로체스터에서 열린 세계정신신체의학 학술대회에서 '취약성과 회복 탄력성: 정신신체사회영적 관점'이란 제목으로 발표한 적이 있었습니다. 2년 후 독일 튀빙겐에서 열린 세계정신신체의학 학술대회에서는 '정신신체의학에서 종교와 영성의 역할'이란 제목으로 발표하였습니다. 특히 발표하기 9개월 전 나 자신이 전립선암이란 진단을 받고 수술을 받으면서 경험했던 일들은 영성의 역할을 직접 체험할 수 있었던 소중한 기회가 되었습니다.

크게 이 두 가지를 중심으로 건강에 관한 관심 영역을 확대하면서 평소 건강에 관련해 특히 강조하고 싶은 것과 저자 자신의 경험을 책으로 펴냅니다. 작지만 실제적이고 강한 책으로 대중들에게 쉽게 다가갈 수 있게 되기를 기대합니다.

2024년 겨울
고경봉

차례

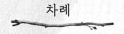

제2장

회복 탄력성을 높이는 전략

제3장

몸과 마음의 스트레스를 다루는 법

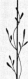

제4장

몸과 마음에서 종교와 영성의 역할

취약성과 회복 탄력성

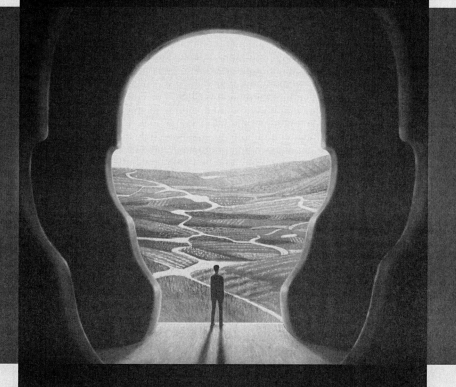

취약성과 회복 탄력성을 생물·정신·사회·영적인 관점에서 살펴보는 것이 어려운 삶의 시기에도 건강을 지키면서 삶의 질을 높이는 데 도움이 될 수 있습니다.

스트레스

1) 스트레스란?

스트레스는 개인이 의미 있는 것으로 지각하는 외적, 내적 자극을 가리킵니다. 이런 자극은 감정을 일으키고 건강과 생존을 위협하는 생리적 변화를 일으킬 수 있습니다.

마치 같은 그림을 보더라도 보는 사람에 따라 다르게 보듯이, 같은 스트레스 사건이나 상황에 직면하더라도 사람마다 스트레스에 대한 지각이 달라 스트레스 반응은 각각 다를 수 있습니다.

2) 스트레스의 정신사회적 요인

스트레스의 정신사회적 요인은 적응(예: 직장, 학교에서의 적응), 좌절(예: 원하는 것을 이루지 못한 경우), 과부하(예: 과도한 업무량), 박탈(예: 권태, 외로움)로 나누어 볼 수 있습니다.

코로나 팬데믹은 세계적인 스트레스 요인이라고 할 수 있습니다. 이 팬데믹이 수년간 많은 사람들에게 고통과 상실을 초래했습니다. 우리의 생활이 SNS(사회적 연락망)에 너무 많이 얽매여 있기 때문에 제대로 이완할 수 있는 시간을 가질 수 없습니다.

현대인은 대중 속에서도 고독을 느끼는 존재라서 불안이나 공황 상태를 경험하기 쉬운 상황에 노출되어 있다고 할 수 있습니다.

3) 스트레스의 환경적 요인

스트레스의 환경적 요인은 생물학적 리듬(예: 시차 적응, 주야간 근무 변경에 따른 수면장애), 소음, 오염, 기후변화로 나누어 볼 수 있습니다.

특히 폭염, 폭우, 가뭄, 홍수 등 기상이변은 해마다 세계 곳곳에서 일어나고 있습니다. 북극의 빙하가 녹아 한파가 몰려올 거라는 보도도 있습니다. 이 모든 것은 지구의 위기를 알리는 위험 신호입니다.

4) 스트레스의 정도와 건강의 관계

너무 많은 스트레스는 물론, 너무 적은 스트레스도 건강에 좋지 않을 뿐더러 생산적이지 않습니다. 오히려 적당한 스트레스가 건강을 유지하고 일의 생산성을 높이는 데 도움이 될 수 있습니다.

따라서 역설적으로 'No Stress, No Happiness', 즉 '스트레스가 없으면 행복이 없다'라고 할 수 있습니다.

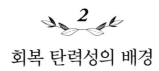

회복 탄력성의 배경

외상성 스트레스가 개인의 심리적, 신체적 균형을 심각하게 훼손할 수 있다고 해서, 이런 스트레스가 모든 사람에게 똑같이 영향을 미치는 것은 아닙니다.

예를 들면 부모로부터 심한 학대를 받은 어린이들은 알코올 중독, 자해, 반사회적 행동, 우울, 불안 등 정신장애를 일으킬 가능성이 높습니다. 그러나 이들 중 일부는 나중에 정상적으로 발달하여 커서도 건강하고 정상적인 삶을 살아가는 것을 볼 수 있습니다.

최근에는 회복 탄력성에 관련된 정신사회적 요인으로 주로 긍정적 감정, 자기 조절, 사고 능력에 관심이 집중되었습니다.

3

취약성과 회복 탄력성의 차이

　취약성을 보이는 사람들은 스트레스 상황이나 사건에 잘 적응하지 못해 계속 부적절한 스트레스 반응을 보이는 반면, 회복 탄력성이 있는 사람들은 아무리 어려운 상황이라 해도 쉽게 무너지지 않고 잘 적응해나갈 수 있습니다.

　취약성을 보이는 사람은 폭발하지 않은 화산에 비유할 수 있습니다. 그러나 화산은 언젠가 폭발할 수 있습니다.

　마찬가지로 이런 사람은 질병을 가질 가능성이 높습니다. 반면 눈 속에 핀 꽃처럼 사람도 어려운 상황 가운데서도 높은 회복 탄력성을 보일 수 있습니다.

성서의 인물인 삼손은 엄청난 신체적 힘을 가졌으나 머리카락을 잘랐을 때 힘을 잃어버려 무너졌습니다.

삼손처럼 누구나 강점과 함께 약점을 가지고 있습니다. 즉, 누구나 취약성과 함께 회복 탄력성을 가지고 있다고 할 수 있습니다.

사람에 따라 취약성과
회복 탄력성에 차이를 보이는 이유는?

첫째, 스트레스 사건에 대한 개인의 지각이 사람마다 다를 수
있습니다.

둘째, 취약성과 회복 탄력성은 성별, 연령, 문화에 따라 개인적
으로 다르게 나타날 수 있습니다.

셋째, 취약성과 회복 탄력성은 유전적 요인과 비유전적 요인에
의해서 영향을 받을 수 있습니다.

넷째, 취약성과 회복 탄력성에 영향을 미치는 호르몬, 신경 전
달 물질, 신경펩타이드의 기능이 사람마다 다르기 때문
입니다.

5

스트레스와 질병 간의 관계

스트레스가 질병으로 발전하는 과정에는 여러 단계가 관련되어 있습니다. 여기서 인지적 평가와 대응 방법은 우리가 선택할 수 있는 것으로서 이 두 가지가 취약성과 회복 탄력성을 결정하는 데 중요한 역할을 합니다.

'사람은 갈대에 지나지 않으나 생각하는 갈대다.' 파스칼이 한 말입니다. 이것은 아무리 어려운 상황에 처해 있더라도 생각이 사람을 위대하고 강하게 할 수 있다는 것을 의미합니다.

그만큼 인지적 평가에 따라 회복 탄력성의 정도가 달라질 수 있다고 하겠습니다. 예를 들면 의대 학생들에서 긍정적인 인지적 재평가가 스트레스에 의해 유도된 면역 반응(인터루킨-2)과 역의 상관성을 보여, 이런 인지적 재평가가 회복 탄력성을 높일 가능성이 있음을 시사해줍니다.

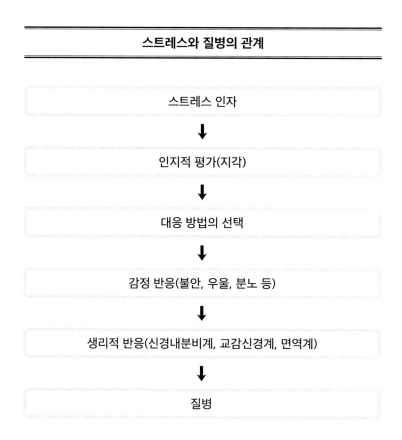

스트레스와 질병의 관계

스트레스 인자

⬇

인지적 평가(지각)

⬇

대응 방법의 선택

⬇

감정 반응(불안, 우울, 분노 등)

⬇

생리적 반응(신경내분비계, 교감신경계, 면역계)

⬇

질병

앞의 도식에서 보는 것처럼 개인의 스트레스 사건이나 상황에 대한 인지적 평가 및 대응 방법의 선택이 사람마다 다르기 때문에 그로 인한 감정 반응 및 생리적 반응이 다를 수 있습니다. 따라서 이런 반응의 정도에 따라서 질병에 걸릴 수도 있고, 질병을 예방할 수도 있습니다.

특히 스트레스에 대한 대응 방법의 선택이 효과적이지 못한 경우에 스트레스 반응은 더 강화되어 건강을 위협할 수 있습니다. 따라서 효과적인 대응 방법을 선택하는 것이 스트레스 반응을 완화하는 데 중요한 역할을 합니다. 예를 들면 스트레스와 우울은 T 세포를 억압하여 질병을 일으킬 수 있는 반면, 백신 접종은 T 세포를 활성화시켜서 회복 탄력성을 높일 수 있습니다. 또한 마음 챙김 명상을 한 그룹이 명상을 하지 않은 그룹보다 인플루엔자 백신에 대한 항체가가 더 높은 것을 보면 명상이 회복 탄력성을 높일 가능성이 있습니다.

취약성과 연관된 정신사회적 요인

1) 자기 이미지

자기 이미지가 낮은 사람(예: 외모, 학력 등에 대한 열등감을 가진 사람)은 스트레스에 대해 취약한 편입니다.

이런 사람은 작은 자아 콤플렉스에 갇혀 스스로를 불행하게 만들 수 있습니다.

2) A형 인격

예를 들면 경쟁적인 성격은 자주 스트레스에 직면해서 늘 긴장할 가능성이 높아 취약성과 관련된 요인들 중 하나라고 할 수 있습니다.

3) 불안 반응성 인격

예를 들면 완벽주의는 불안을 일으켜 스트레스에 대한 취약성을 증가시킬 가능성이 높습니다.

회복 탄력성과 연관된 정신사회적 요인

회복 탄력성은 스트레스 사건을 덜 위협적인 것으로 지각하게 하고, 그 사건에 대한 적응에 효과적인 대응 전략을 동원하는 데 도움이 될 수 있습니다.

이런 인지적 재평가는 스트레스 사건과 관련해서 부정적인 경험을 보다 더 긍정적인 방향으로 전환시키는 데 도움이 됩니다.

1) 능동적 대응

스트레스에 대한 능동적 대응(예: 문제 해결에 참여하거나 부정적인 경험을 긍정적으로 재평가하는 경우)이 장기간 회복 탄력성을 증진하는 데 도움이 될 수 있습니다.

　스트레스 상황의 현실을 받아들이는 것이 B형 간염으로부터 보호하는 역할을 하고, 다른 사람들에게 이야기하지 않은 외상적 사건에 대한 감정적 표현이 면역 효과를 높이는 것으로 알려졌습니다. 이런 결과는 능동적 대응이 스트레스에 의해 유도된 면역 반응을 역전시킬 수 있음을 시사해줍니다. 반면 수동적 대응(예: 사실의 부정, 갈등의 회피, 감정의 억압)은 스트레스에 대해 짧은 기간 동안에만 회복 탄력성을 제공해주기 때문에 스트레스에 대한 비효과적인 대응으로 간주됩니다.

2) 긍정적 감정

　긍정적 감정(예: 기쁨, 감사)과 사회적 지지를 받고자 하는 개방적인 태도는 사고의 융통성과 연관되어 자율신경계 활동을 감소시킬 수 있습니다. 이런 대응 방법이 회복 탄력성을 높이는 데 도움이 될 수 있습니다.

3) 사교 능력

사교 능력, 즉 사회적 지지를 동원할 수 있는 능력은 스트레스에 대해 효과적으로 대응하도록 함으로써 회복 탄력성을 높일수 있습니다. 예를 들면 의대 학생들 사이에서 사회적 지지의 추구는 스트레스에 의해 유도된 면역 반응(PHA에 대한 임파구 증식반응)과 역의 상관성을 보여, 사회적 지지의 추구가 회복 탄력성을 높일 가능성이 있음을 시사해줍니다.

4) 영성

외상성 스트레스 상황에 직면해서 영성의 힘, 즉 삶의 목적과의미를 찾을 수 있는 능력은 스트레스에 대한 적응에서 회복 탄력성을 높일 수 있습니다.

영성은 부정적 생활 사건에 직면해 있을 때 완충 역할을 하고,개인의 자신감을 높여주고 희망을 갖게 해줍니다.

8
회복 탄력성과 연관된 행동적 요인

건강한 생활 습관(예: 근육이완법, 명상, 운동)과 생활 만족을 높이는 활동(예: 유머, 예술, 자연)이 회복 탄력성을 높이는 데 도움이 될 수 있습니다.

예를 들면 이완법, 마음챙김(mindfulness) 명상은 면역 기능을 개선시켜 회복 탄력성을 높일 수 있습니다.

이와 대조적으로 스트레스는 취약성과 연관되는 행동의 변화를 일으켜 여러 가지 질병을 일으킬 수 있습니다.

즉, 스트레스가 쌓일 때마다 잠을 적게 자고 술을 많이 마시고 담배를 피우면서 지방이나 염분을 평소보다 더 많이 섭취하면 질병에 걸릴 위험이 높아집니다.

회복 탄력성과 신경내분비 스트레스 반응

급성 스트레스 반응에 관여하는 호르몬, 신경 전달 물질, 신경 펩타이드의 기능의 차이가 회복 탄력성의 개인적 차이로 나타날 수 있습니다.

1) 시상하부-뇌하수체-부신(HPA) 축

스트레스에 대한 반응으로 시상하부에서 분비되는 코르티코 트로핀 방출 호르몬(CRH)이 시상하부-뇌하수체-부신 축을 활성 화시켜 코르티졸을 분비시킵니다.

코르티졸은 짧은 기간 동안 회복 탄력성을 높이는 데 도움이 됩니다.

그러나 장기간 혈중 코르티졸치가 높아지면 면역이 억제되어 질병을 일으킬 위험이 있습니다.

또한 뇌의 과도한 코르티졸치는 해마(hippocampus)와 편도체(amygdala)를 위축시켜 기억력이 감소되고 공포감이 야기될 수 있습니다.

따라서 회복 탄력성을 높이기 위해서는 스트레스에 의해 야기된 코르티코트로핀 방출 호르몬과 코르티졸의 증가를 억제하는 방법(예: 이완법)을 동원하는 것이 중요합니다.

2) 노르아드레날린(noradrenaline) 시스템

스트레스는 뇌간 핵, 청반(locus ceruleus)으로부터 노르아드레날린을 분비하게 합니다. 이 청반이 만성적으로 과도한 반응을 보이면 불안을 야기시킬 수 있습니다.

따라서 이 부위에서 노르아드레날린 시스템의 반응이 감소되면 회복 탄력성이 높아지게 됩니다.

3) 세로토닌 시스템

세로토닌은 뇌 부위 및 수용체 유형에 따라 불안을 일으키거나 불안을 억제하며 스트레스에 대한 신경 반응을 조절합니다. 이외에 세로토닌은 우울과 같은 기분의 조절과도 밀접한 연관을 갖고 있습니다. 따라서 세로토닌은 회복 탄력성에 있어서 중요한 역할을 할 수 있습니다.

4) 도파민 시스템

도파민 신경 세포는 보상(reward) 시스템, 즉 보상이나 보상의 기대에 대한 반응 시스템과 관련되어 활성화됩니다. 예를 들면 음식, 성취 등에 의한 쾌락과 같은 좋은 경험을 할 때 도파민이 분비되어 보상을 느끼게 됩니다.

또한 도파민의 분비로 인해 행동에 대한 동기가 생기게 함으로써 특정 행동을 반복하도록 유도합니다. 이처럼 도파민은 생존에 필요한 긍정적인 경험을 강화하고, 학습을 통해 바람직한 행동을 형성하는 데 중요한 역할을 합니다.

한편 알코올, 니코틴, 약물, 게임, 도박 등이 도파민 분비를 과도하게 유도하여 중독을 일으킬 수도 있습니다.

따라서 건강한 보상 시스템을 유지하는 것이 회복 탄력성을 높이는 데 중요합니다.

5) 신경펩타이드 Y

뇌에 광범위하게 분포되어 있는 신경펩타이드 Y는 뇌에서 코르티코트로핀 방출 호르몬의 불안 유도 효과를 완화시키는 역할을 합니다.

따라서 스트레스 기간 중 신경펩타이드 Y와 코르티코트로핀 방출 호르몬 간의 균형을 유지하는 것이 회복 탄력성에 도움이 될 수 있습니다.

취약성과 회복 탄력성에 대한 유전적 영향

유전적 요인은 자율신경계의 균형에 영향을 주어 취약성과 회복 탄력성에 영향을 미칠 수 있습니다.

스트레스 반응을 높이는 유전적 선행요인이 있는 경우에 어릴 때 겪은 정신적, 신체적 외상은 심한 고통을 일으킬 수 있습니다.

또한 개인의 유전적 요인과 환경적 요인 간의 상호 작용이 신경 회로와 스트레스 반응 시스템에 영향을 미쳐 회복 탄력성에 영향을 줄 수 있습니다.

예를 들면 개인의 유전적 요인과 스트레스를 포함하는 환경적 요인이 염증성 면역 반응의 조절에 관여하는 사이토카인(cytokine)에 영향을 미쳐 여러 질병을 일으킬 수 있습니다.

1) 시상하부-뇌하수체-부신(HPA) 축과 연관된 유전자

스트레스에 대한 내분비 반응의 주요 경로인 시상하부-뇌하수체-부신 축의 조절은 유전적 요인들에 의해 영향을 받습니다. 예를 들면 이런 축에 영향을 미치는 CRH type 1 수용체 유전자의 다형성(polymorphism)은 아동기에 당한 학대가 성인기 우울에 미치는 영향을 조정하여 우울로부터 보호하는 역할을 하는 것으로 알려졌습니다.

2) 기타 유전자

쾌락에 관여하는 도파민과 불안에 관여하는 노르아드레날린을 분해하는 효소인 COMT(catechol-o-methyltransferase)와 연관된 유전자의 다형성(Val158Met), 기분 조절에 관여하는 세로토닌 수송체 유전자(5-HTTLPR)의 긴 대립유전자(allele)는 각각 정서적 회복 탄력성과 연관성이 있는 것으로 알려졌습니다.

이외에 통증의 억제, 낮은 불안과 연관되는 뉴로펩타이드 Y의 mRNA 표현이 회복 탄력성을 높일 가능성이 있습니다.

유전-유전 및 유전-환경 상호 작용

유전-유전 및 유전-환경 상호 작용이 사람마다 다른 스트레스 반응을 일으킬 가능성이 있습니다.

1) 유전-유전 상호 작용

예를 들면 MAOA(monoamine oxidase A)와 COMT에 연관된 유전자들의 상호 작용이 스트레스에 대한 내분비 반응에 영향을 주어 회복 탄력성에 영향을 미칠 수 있습니다.

2) 유전-환경 상호 작용

예를 들면 세로토닌 수송체 유전자(5-HTTLPR), COMT에 연관된 유전자와 스트레스 생활 사건의 상호 작용이 우울을 일으킬 위험을 높여 회복 탄력성에 부정적 영향을 미칠 수 있습니다.

취약성과 회복 탄력성에 대한
후성 유전학(epigenetics)의 영향

후성 유전학은 DNA 염기서열 자체에 영향을 미치지 않고 유전적 발현의 변화가 다음 세대로 이어지게 유도하는 과정을 가리킵니다. 이것은 유전-환경 상호 작용을 설명하는 데 종종 이용되고 있습니다.

후성 유전학적 기전은 일차적으로 DNA 메칠화(methylation)와 연관되며 염색질(chromatin) 수준에서 일어납니다.
이 기전은 환경적 요인(음식물, 사회, 가정환경, 스트레스 등)에 의해 영향을 받을 수 있습니다.

후성 유전학적 변화들은 지속적인 행동의 변화를 일으킬 수 있습니다.

예를 들면 밈(meme)에 의해, 즉 사회 문화적 요소(예: 관습, 지식, 정보, 행동 등)들도 모방에 의해 확산되어 다음 세대로 전달되어 회복 탄력성에 영향을 미칠 수 있습니다.

회복 탄력성의 신경 회로

회복 탄력성의 신경 회로를 이해하기 위해서는 공포, 보상, 감정 조절, 사회적 행동을 살펴볼 필요가 있습니다.

특히 기능성 뇌 영상 연구를 통해서 스트레스 반응을 추적 관찰할 수 있습니다. 이 방법으로 스트레스에 대한 내분비 및 자율 신경계 반응의 신경 조절을 알아볼 수 있습니다.

1) 공포의 신경 회로

공포의 조절은 편도체(amygdala)에서 일어나나, 공포에 관한 기억의 소멸은 편도체와 전전두엽에서 이루어집니다. 특히 전전두엽이 스트레스 상황에서 공포를 다른 자극으로 바꾸게 조절합니다.

따라서 이런 공포의 신경 회로가 회복 탄력성에 있어서 중요한 역할을 할 가능성이 있습니다.

2) 보상의 신경 회로

주요 우울증 및 외상 후 스트레스 장애 환자들에서 보상(쾌락, 동기 부여)과 연관된 일을 수행하는 중에 선조체(striatum)의 활성화가 감소되었습니다.

이런 발견은 이들 환자들에서 보상 시스템(뇌에서 보상을 인식하고 처리하는 경로)의 기능 장애가 있다는 것을 시사해줍니다.

낙관성도 보상 신경 회로의 기능과 연관되어 있고, 대상 피질(cingulate cortex)이 낙관성과 관련되는 것으로 보고 있습니다. 따라서 낙관성은 회복 탄력성을 높일 수 있습니다.

3) 감정 조절의 신경 회로

감정 조절 능력은 스트레스에 대한 회복 탄력성과 관련이 있습니다.

기능성 MRI 연구들에서 전전두엽 피질(prefrontal cortex, PFC)이 편도체의 활성화를 조절함으로써 감정 반응(예: 공포, 불안)의 정도를 조절하는 것으로 알려졌습니다.

따라서 이런 감정의 조절은 편도체를 안정시키고(예: 이완법을 이용해서) 전전두엽의 기능을 강화함으로써 이루질 수 있습니다.

4) 사회적 행동의 신경 회로

사교 능력과 사회적 지지를 받고자 하는 개방적 태도가 회복 탄력성을 가진 사람들의 핵심적인 특성입니다. 특히 공감 능력은 회복 탄력성을 가진 사람들의 특성인 사교 능력과 연관될 수 있습니다.

(1) 거울 신경 세포 시스템(mirror neuron system)

동물 실험에서 한 동물이 어떤 일을 수행하는 동종의 다른 동물을 관찰하거나 그 일을 수행할 때 대뇌피질 신경 세포가 서로 유사하게 활성화되는 것으로 나타났습니다. 이것을 거울 신경 세포 시스템이라고 합니다.

예를 들면 태어난 지 얼마 안 된 원숭이가 사람이 혀 내미는 것을 볼 때와 흉내 내고 있을 때 각각 뇌의 비슷한 부위에서 신경 세포가 활성화되는 것으로 알려졌습니다.

감정과 관련된 뇌의 변연계(limbic system)와 함께 작용하는 이 거울 신경 세포 시스템은 타인의 감정과 의도를 이해하는 데 중요한 역할을 할 가능성이 있습니다.

이런 거울 신경 세포 시스템이 사람에게 존재한다면 이 시스템의 활성화가 공감에 영향을 미치고, 모방에 의한 학습에 의해 회복 탄력성을 높이는 데 도움이 될 것으로 기대됩니다.

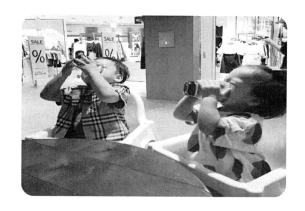

위의 사진에서 어린 유아가 다른 유아의 행위를 보고 흉내 내고 있습니다. 이런 흉내 내기도 거울 신경 세포 시스템의 활성화와 관련되어 있을 가능성을 고려해볼 수 있습니다.

(2) 전전두엽피질(vmPFC)의 활성화

사람들이 자신의 정신 상태를 생각할 때와 다른 사람들의 정신 상태를 생각할 때 전전두엽피질이 활성화됩니다. 이 부위에 장애가 있으면 사회적 감정(예: 수치심, 죄책감, 공감)을 느끼는 데 장애가 있을 수 있습니다.

(3) 옥시토신(oxytocin)

옥시토신이란 호르몬이 타인의 정신 상태를 추론할 수 있는 능력을 개선시켜 사회적 애착(친밀한 대인 관계)을 잘하게 할 가능성이 있습니다.

안정적인 사회적 애착은 나중에 회복 탄력성을 높이는 데 도움이 될 수 있습니다.

뇌 영상 연구에서, 옥시토신에 의해 조절되는 보상 회로 부위를 상호 협동이 활성화시킨 것으로 나타나 이 호르몬이 회복 탄력성을 높이는 데 관여하는 것으로 보입니다.

한편 옥시토신은 시각적으로 공포를 일으키는 자극에 대한 편도체의 반응을 감소시키는 것으로 밝혀졌습니다.

(4) 사랑과 충격의 위협에 대한 신경 세포의 반응

기능성 자기공명영상(fMRI) 연구에서 결혼한 여자들이 남편들과 손을 잡고 있을 때 어떤 충격의 위협에 대한 신경 세포의 반응이 감소되는 것으로 나타났습니다. 그리고 그들의 반응 정도는 그들의 관계의 질에 비례하였습니다.

사랑은 회복 탄력성을 높이는 데 중요한 요소라 할 수 있습니다.

회복 탄력성의 신경 회로를 종합하면 공포, 감정 조절 및 사회적 행동 회로들의 기능이 각각 원활하게 스트레스 상황에 대해 적응할 때 공포와 직면하고, 긍정적 감정을 경험하고, 스트레스 사건을 긍정적으로 재구성하고, 사회적 지지를 추구할 수 있는 능력이 개선되어 결국 개인의 회복 탄력성을 높이게 됩니다.

따라서 회복 탄력성은 단순히 병리(증상, 징후, 검사상 이상 소견)가 없는 것이 아니라 긍정적 요인들을 증진시키는 능동적인 과정이라 할 수 있습니다.

제1장 종합

회복 탄력성은 생물학적, 정신적, 사회적, 영적인 측면을 통합해서 다음과 같이 요약할 수 있습니다.

- 자기 효율성, 낙관성, 긍정적 감정, 인지적 재평가와 같은 심리적 요인이 직접 회복 탄력성에 영향을 미치는가 하면, 신경 회로 및 스트레스 반응 시스템과 상호 작용하여 회복 탄력성에 영향을 미치기도 합니다.

- 유전자, 후성 유전, 환경적 요인(예: 자원, 가족 및 공동체의 지지)들이 신경 회로와 스트레스 반응 시스템에 영향을 미쳐 회복 탄력성을 높일 수 있습니다.

■ 치료적 및 예방적 개입(인지 치료, 약물 치료, 기도 등)이 생물·정신·사회적(환경적) 요인들에 영향을 주어서 회복 탄력성을 강화시킬 수 있습니다.

■ 개인적 수준을 넘어 인류는 팬데믹, 기후변화, 오염과 같은 공동의 적에 대항하기 위해 전보다 더 단합하고 더 협력할 필요가 있습니다.

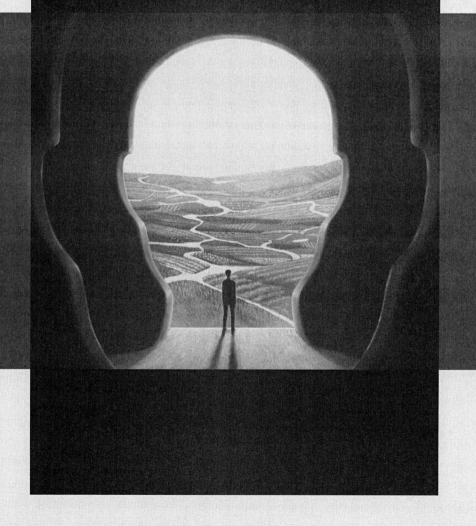

제 2 장

회복 탄력성을 높이는 전략

자신의 체질을 아는 것이 중요합니다

사람은 외모가 다르듯이 혈액 안의 여러 가지 성분들의 농도가 다릅니다. 이것은 다른 사람과 다른 체질을 가지고 태어났기 때문입니다.

예를 들면 어려서부터 엄마의 젖을 먹지 못하는 아기가 있습니다. 커서는 우유나 우유로 만든 제품(치즈, 빵, 피자, 라자냐 등)을 먹으면 설사를 해서 먹을 수 없게 됩니다. 이것은 유당 분해 효소(lactase)가 부족하기 때문입니다.

많은 사람들이 자신의 이런 체질을 알게 되기까지는 시간이 상당히 걸려 때로는 늦게까지 고통을 받을 수 있습니다.

또 다른 예로는 술을 들 수 있습니다. 태어날 때부터 알코올 탈수소 효소(alcohol dehydrogenase), 즉 알코올 분해 효소가 부족해서 술을 마시면 남보다 더 빨리 취하고 다음 날에도 숙취로 인한 두통 등 심한 고통에 시달리는 사람이 있습니다.

그러나 습관적으로 사람들과 어울려 술 마시는 것을 좋아하다 보면 그런 고통에도 불구하고 술을 계속 마시다가 대인 갈등을 일으키고 정신도 깜빡해서 취중에 있었던 일을 잊어버리고 정신건강의학과를 찾아오는 경우가 적지 않습니다.

이런 사람은 원래 술을 먹으면 안 되는 체질을 가지고 태어났기 때문에 술을 멀리해야 합니다. 어떤 음식(예: 생선)에 알레르기 반응(예: 몸에 두드러기가 생기는 경우)을 일으키는 사람이 그 음식을 멀리해야 하듯이 말입니다.

이외에도 우울증을 예로 들 수 있습니다. 우울을 경험하는 사람들 가운데는 스트레스 상황으로 일시적으로 우울해질 수 있는 사람이 있는 반면, 태어날 때부터 기분에 관련된 신경 전달 물질(예: 세로토닌)이 부족해서 우울해지는 경우가 있습니다.

특히 스트레스 상황이 개선되었는데도 계속 우울하다면 체질적으로 타고난 우울증일 가능성을 고려해볼 수 있습니다. 이런 경우에는 항우울제를 지속적으로 복용해서 부족한 신경 전달 물질을 보충해주어야 합니다.

더구나 항우울제는 복용한 후 보통 2~4주 지나서 효과가 나타나고 혈중 농도가 일정하게 유지되어야 하기 때문에 일시적으로 먹다 중단하는 것은 우울증을 재발시킬 위험이 높습니다. 이때 개인에게 적합한 항우울제, 즉 부작용이 적고 효과가 좋은 항우울제를 선택하기 위해서는 정신건강의학과 전문의와 상담할 필요가 있습니다.

이처럼 타고난 체질, 유전적인 것은 우리가 받아들이고 피해야 하는 것입니다. 그러나 그렇지 않은 것들(생활 습관, 대인 관계, 적응력 등)은 우리가 부딪히면서 배우고 극복해야 하는 것입니다. 이런 것을 구분하며 사는 것이 회복 탄력성을 높이는 데 도움이 됩니다.

2
신체적 변화는
스트레스를 받고 있다는 신호입니다

사람이 단 하루라도 스트레스 없이 지낸다는 것은 상상할 수 없는 일입니다. 문제가 되는 것은 스트레스가 지나치게 많다든가 또는 너무 적기 때문이지, 스트레스 자체 때문은 아닙니다.

따라서 스트레스를 적당히 유지시키는 것이 건강의 비결입니다. 이렇게 최적의 스트레스를 유지하기 위해서는 먼저 자신에게 스트레스가 있는지 여부를 알아내야 합니다.

화가 난다든가 불안하고 우울해진다면 곧 '내가 스트레스를 받고 있구나' 생각하겠지만, 평상시에는 자신이 스트레스를 받고 있는지 알아내기란 여간 어려운 일이 아닙니다.

그러나 스트레스가 있는지를 확인하는 방법이 있습니다. 그것은 바로 신체적 변화입니다. 때로는 이런 신체적 변화가 스트레스가 있음을 알려주는 첫 번째 신호가 될 수 있습니다.

신체적 변화는 사람마다 다릅니다. 어떤 사람은 머리가 무겁거나 아플 수 있고, 어떤 사람은 피로를 느끼며, 어떤 사람은 소화가 안 될 수 있습니다.

이런 경우 '스트레스를 많이 받고 있구나' 생각하면서 바쁘게 하던 일을 일단 멈추고 이완법을 하도록 권장합니다. 조그만 신체적 변화에 대해서도 귀를 기울이는 습관이 큰 병으로 진행되는 것을 막아줄 수 있습니다.

3
긍정적 생각이 건강을 지킵니다

우리가 흔히 말하는 행복이니 불행이니 하는 것은 실제 상황보다는 우리 자신의 마음먹기에 달려 있습니다. 어떠한 상황에서든 좋은 점이 있는가 하면 나쁜 점도 있기 마련입니다. 어느 쪽을 더 생각하느냐에 따라서 그 결과는 전혀 달라집니다.

때로는 근육의 긴장, 맥박 수, 혈압, 심지어는 콜레스테롤을 올리거나 내리는 것과 같은 신체적인 변화도 생각의 선택에 따라서 달라질 수 있습니다.

부정적이고 비관적인 생각을 갖고 사는 사람은 혈압이 올라가고 심장이 빨리 뛰고 콜레스테롤이 높아지며 면역 기능이 떨어져 질병에 걸리기 쉽습니다.

아무리 어려운 상황이라 하더라도 그저 주저앉지 않고 '어딘가에 살아날 구멍이 있다'라고 믿고 찾아보는 사람에게는 그 구멍이 실제로 보일 수 있습니다.

나치에 의해 수용소에 갇혀 있던 유태인들 가운데 생존할 수 있었던 사람들은 이처럼 삶의 긍정적 의미를 갖고 살려고 애쓴 사람들입니다.

반복적인 말이나 행동이
회복 탄력성을 높입니다

회복 탄력성은 어떤 생각과 행동의 반복적인 연습의 결과입니다. 낙관주의자가 되는 것은 평소에 낙관적 사고와 행동을 학습한 결과입니다. 장애나 어려운 시기를 잘 극복한 사람들 중에는 낙관주의자가 많습니다. 이런 사람들은 오뚝이처럼 넘어졌다가도 다시 일어설 수 있습니다.

1977년 홍수환 선수는 세계 복싱 선수권 타이틀전에서 파나마의 카라스키야에게 2회에서 4번 다운당한 후 3회에 KO 승을 거두며 4전 5기의 신화를 이루어 오래도록 화제가 되었습니다. 나중에 홍 선수는 이때를 회상하며 3회에서는 의식적으로 손을 내민 것이 아니라 평소 연습했던 것에 의해 반사적으로 펀치가 나온 것이라고 했습니다.

일반인의 상식과는 전혀 다르게 행동을 바꾼 사람들이 있습니다. 예를 들면 의과대학 교수가 교직을 떠나 신학 공부를 한다든가, 성공한 기업가가 참선을 수행하기 위해 절에 들어가는 일들은 모두 개인의 믿음의 틀이 달라졌기 때문입니다.

'삶의 가치가 결코 돈이나 지식이나 명예에만 있지 않다'라는 것을 깨달은 사람들입니다. 다시 말해 지금까지 자신이 추구하는 것보다 더 큰 가치, 즉 '자신의 내적 성찰이나 자아의 발견이나 영적인 것에 대한 추구'의 중요성을 발견했기 때문입니다. 이런 사고의 틀이 다른 어떤 사고의 틀보다 우리의 행동을 가장 크게 변화시킬 수 있습니다.

우선 자신에게서 반복되는 말이나 행동을 눈여겨보고, 이런 행동을 움직이는 자신의 사고(믿음)의 틀은 무엇인지를 생각해보길 바랍니다. 그러다 보면 자신의 문제에 보다 더 깊이 접근할 수 있게 됩니다.

그리고 나서 때때로 지금 자신이 보이고 있는 행동과 자신이 하고 있는 일이 정말 자신이 원하는 것인지, 아니면 변화가 필요한 것인지를 스스로에게 물어보도록 합니다. 만약 변화가 필요하다면 작은 생각의 틀보다는 큰 생각의 틀을 찾아보길 바랍니다.

5

부분보다는 전체를 보십시오

사람들은 눈앞의 이익만을 추구하려고 덤비다가 다른 중요한 것을 잃어버리는 일이 많습니다. 일찍이 누군가는 '우리는 살면서 때로는 모든 것의 부분을, 때로는 어떤 것의 전체를 알아야 한다' 라고 갈파한 적이 있습니다.

전체를 보지 않고 부분의 잘못만 보고 뜯어고치려고 노력해서 는 시간과 돈만 낭비할 뿐입니다. 우리가 늘 겪는 각종 대형 사고 들은 눈앞의 이익만 보고 눈 가리기에 급급한 나머지 근본적인 치유보다는 임기응변 식으로 처리하기 때문에 생기는 것입니다.

사람을 평가할 때도 부분을 보고 마치 그 사람의 전체인 것처 럼 판단해서 적지 않게 낭패를 보는 수가 있습니다.

40대 후반의 여자는 고등학교 때까지만 해도 '어머니가 동생들은 일을 시키지 않으면서 자기만 일을 시킨다', '동생은 늦게 들어와도 봐주면서 어쩌다 늦게 들어온 자기만 야단친다'라며 어머니를 원망했습니다. 그래서 어머니를 계모라고 생각할 정도였습니다.

너무 차별한다고 생각한 나머지 약을 먹고 자살 시도까지 했습니다. 결혼하고 나서야 그런 어머니를 어느 정도 이해할 것만 같았습니다. 큰딸인 자신이 동생들에게 본을 보여야 한다는 어머니의 깊은 마음을 헤아릴 수 있었던 것입니다.

틈틈이 전체적으로 검토해보는 습관이 나중에 다시 돌이키기 어려운 큰 실수를 사전에 예방할 수 있습니다.

6

일이 건강이고, 성장이 행복입니다

104세인 김형석 연세대 명예교수의 강연 중 '일이 건강이고, 성장(공부)이 행복이다'라는 말에 공감한 적이 있습니다. 흔히 건강하기 위해 운동하라고 하지만, 일을 한다는 것이 운동 못지않게 건강에 얼마나 소중한지 모릅니다. 할 일이 없으면 우울해지고 허무감을 느끼기 쉽습니다. 그래서 정년 후에 일이 없는 사람들이 빨리 늙는 걸 볼 수 있습니다.

한 50대 남자가 회사 일에 너무 신경이 쓰여 머리를 식히려고 오랫동안 몸담았던 직장을 그만두었습니다. 그는 어느 정도 재산도 있고 자녀들도 모두 대학을 마쳐 경제적으로는 어려움이 없었습니다. 직장을 그만둔 뒤 처음에는 무겁던 머리도 가벼워지고 답답하던 가슴도 개운해졌으나 두 달이 지나면서 좋아하던 운동을 해도 좋은 줄 모르겠고 오히려 허탈해지고 피로감을 느끼고 무엇 때문에 사는지를 모를 정도로 사는 데 회의가 들기까지 했습니다. 사표를 서둘러 낸 것이 후회되기 시작했습니다.

나중에 전에 다니던 곳보다 대우가 못한 직장이지만 일을 하면서 다시 사는 느낌이라며 활기를 되찾은 모습을 볼 수 있었습니다.

나이가 들어서 뭔가 전에 해보지 않았거나 해보고 싶었던 분야를 공부하면서 자신이 성장하는 것을 보면 기분이 뿌듯해지며 행복감을 느낍니다.

저자인 나의 경우 코로나 시기 동안 늘 다람쥐 쳇바퀴 돌듯 하루하루 무료하게 지내다가, 아내가 연극을 하자고 제안했습니다. 나 자신도 자극이 필요하다고 느껴 연극을 해보기로 했습니다.

그런데 이번에는 단순한 연극이 아니라 뮤지컬로 기획하고 있어서 노래를 많이 불러야만 했습니다. 전에 대학 정년 후 교회에서 여러 차례 부활절 예배 드라마에 참여한 적이 있었기 때문에 어느 정도 연기는 해낼 자신이 있었으나 노래를 배워서 한다는 것은 몹시 부담스러웠습니다.

그러나 전부터 음악, 특히 성악을 공부하고 싶다는 생각을 한

적이 있었기 때문에 음악을 공부하는 좋은 기회로 삼고 열심히
연습했습니다. 할수록 자신이 성장하는 것을 느꼈습니다. 그리고
5회 공연을 성공적으로 마칠 수 있었습니다.

그 후에도 새로운 뮤지컬을 준비하고 공연을 가졌습니다. 전보
다 더 성장한 것을 발견하면서 행복했습니다.

약간 부족함을 느끼면서 사십시오

사람은 배가 부르면 열심히 일하지 않게 되는 생리를 가졌습니다. 일을 하는 대신 게을러지고, 술 마시고 도박을 하거나 마리화나와 같은 약물에 빠집니다.

한때 강남이 한창 개발될 무렵 강남의 토착민으로서 땅값이 갑자기 뛰어 큰 부자가 된 사람들 중에는 알코올 중독으로 정신건강의학과에 찾아오는 사람들이 더러 있었습니다. 농사짓던 사람이 더 이상 일을 안 해도 되니 그저 술 마시고 노는 일 외에는 다른 데서 즐거움을 찾을 수 없었기 때문입니다.

오래전 미국 보스턴에서 공항으로 가는 길목에 버트런드 러셀의 '부족을 느끼는 것은 행복에 없어서는 안 될 요소다'라는 말이

적힌 대형 간판이 걸려 있는 것이 무척 인상적이었습니다.

우리는 부족을 느낄 때 그것을 채우려고 열심히 일합니다. 그리고 약간 불안을 느낄 때 안전을 찾으려 하고 무엇인가를 추구합니다. 이런 사람들은 일을 많이 저지르게 되고, 자연히 성공할 확률도 높아집니다.

아무리 맛있는 음식이라 하더라도 과식하면 맛을 모릅니다. 인생의 맛도 마찬가지입니다. 살아가는 데 아무런 부족함이 없다면 사는 즐거움을 잃게 됩니다. 정신분석자 애들러는 '사람은 누구나 태어날 때부터 열등감을 가지고 있다'라고 했습니다.

결국 이런 열등감을 누가 먼저 극복하느냐가 인간의 성공과 행복의 열쇠라고 해도 과언이 아닙니다.

자유보다는 자기 통제가 건강을 지킵니다

건강은 자유와 통제의 균형에 의해서 유지될 수 있습니다. 그러나 사람은 본능적으로 가능한 한 많은 자유를 누리려고 합니다. 바로 이 점이 자유 못지않게 적절한 통제가 더 필요한 이유입니다.

먹고 싶은 것을 지나치게 많이 먹다 보면 배탈이 나고, 술을 과음하다 보면 몸과 마음이 망가지고, 사치가 지나치다 보면 가정 경제가 무너질 수밖에 없습니다.

웬만큼 경제적으로 여유가 있는 가정의 부모들은 어렸을 때 자신이 누리지 못했던 것, 하고 싶었으나 하지 못했던 것들을 자녀들이 대신 누리고 마음대로 할 수 있게끔 허용하려고 합니다.

이런 경우 그 자녀들이 절제된 행동이나 생활을 하기란 쉽지 않습니다. 자유를 누리기만 했지, 자유를 통제하는 것을 누구에게도 배우지 못했기 때문입니다.

어느 대학 교수는 자녀들에게 가능한 자유를 만끽하도록 해 주었습니다. 그 결과 딸은 대학 생활을 하면서 이성 관계에서 절제를 잃었고, 때때로 환각제를 사용하고 술과 담배에 자신을 내맡겼습니다. 결혼도 자기의 의사대로 결정한 뒤 얼마 안가 이혼하였습니다.

반면 비교적 통제를 받으면서 자란 자녀들은 부모의 기대에 걸맞게 잘 크는 것을 적잖게 보게 됩니다.

자연과 친한 사람이 강합니다

군대에 있었을 때입니다. 혼자 부대 안 숙소로 가는 길에 밤 하늘을 수놓은 별들을 바라보면서 풀 내음과 함께 바람 소리, 벌 레 소리를 들으며 우주의 신비에 황홀해했던 적이 있었습니다.

그때 문득 신의 존재를 가까이 느끼며 자연이 우리에게 주는 신비로움에 감동했던 기억이 새롭기만 합니다.

때때로 바쁜 도시 생활 속에서 빠져나와 산에 올라 숲과 나무 와 물소리와 새소리로 가득한 자연을 대하다 보면 마음이 어느 새 평온해집니다. 혼탁했던 몸과 마음이 깨끗해지고 아웅다웅하 는 세속에서 벗어나 자신의 마음속을 깊이 들여다볼 수 있는 기 회가 됩니다.

눈앞 가까이보다는 먼 미래로 눈을 돌리게 해줍니다. 자연의 삼라만상에 빠지다 보면 시야만 넓어지는 게 아니라 생각하는 것도 그만큼 더 깊어집니다.

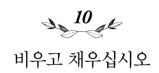

비우고 채우십시오

신체적으로는 물론, 정신적으로도 건강을 유지하기 위해서는 적절히 비우고 채울 수 있어야 합니다.

실제로 화가 나는 일이 있을 때 잘 참을 수 있으려면 머리와 마음속에 비어 있는 공간이 있어야 한다는 것을 경험을 통해 알 수 있습니다. 반면 비울 수 있는 공간이 좁으면 쫓기고 폭발하기 쉽습니다.

평소에 휴식, 운동, 명상, 자기 절제를 통해서 머릿속과 마음속을 비워놓고, 긍정적인 생각이나 긍정적인 말을 뇌에 입력시켜서 어떤 상황에 처하거나 어떤 자극을 받더라도 긍정적인 반응을 할 수 있도록 훈련시킵시다.

그러면 아무리 어려운 상황이라 하더라도 훨씬 이겨내기가 수월해질 수 있습니다.

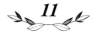

11

스트레스를 STRESS로

오래전에 TV를 통해서 보고 들은 미국 크리스탈 교회(Crystal Church)의 로버트 슐러(Robert Schuller) 목사님의 설교가 인상적이었습니다. 설교 내용은 STRESS에 관한 것이었습니다. 영어로 STRESS의 첫 글자를 각각 풀어써서 스트레스 해소 방법을 제시한 것이었습니다. 즉 S는 spiritual power(영성의 힘), T는 think positively(긍정적 사고), R은 rest(휴식), E는 exercise(운동), S는 seek good things you can do(자신이 할 수 있는 좋은 일을 찾아라), S는 scripture(성경)의 첫 글자를 딴 것이었습니다.

영성(성령)은 늘 하나님이 나와 함께하면서 하나님의 일, 곧 선한 일을 하면서 부딪히는 어려움을 이길 능력을 주십니다. 성령의 열매는 사랑과 희락과 화평과 오래 참음과 자비와 양선과 충성과 온유와 절제입니다(갈라디아서 5:22, 23). 이 중에서 절제는 현대인의 건강을 위해서 가장 절실하게 필요한 요소라고 할 수 있습니다.

몸과 마음이 아무리 건강하고 부족함이 없더라도 채워지지 않는 허기와 목마름으로 무언가를 갈구하게 됩니다. 바로 그것이 영성에 대한 갈구입니다.

세계보건기구(WHO)에서도 '건강'을 정의할 때 단순히 신체적, 정신적, 사회적 건강에 국한시키지 않고 영적인 것에까지 확대하고 있습니다. 영성은 삶을 질적으로 변화시키는 데에도 큰 역할을 할 수 있습니다.

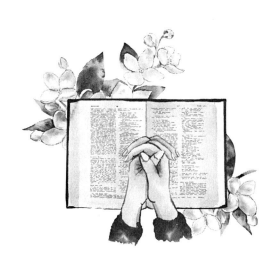

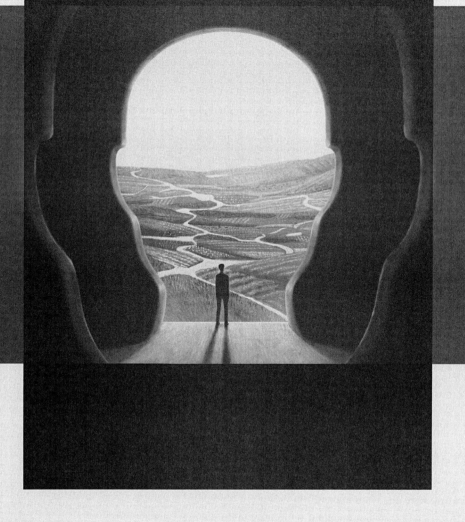

제3장

몸과 마음의 스트레스를 다루는 법

스트레스 관리의 목표와 기본 원칙

스트레스 관리의 목표 단계 중 첫 번째 단계가 병을 치료하는 것이고 두 번째 단계가 병을 예방하는 것이라면, 세 번째 단계는 건강을 증진시키고 삶의 질을 높이는 것입니다. 따라서 일반인들의 스트레스 관리에서 최종 목표는 마지막 단계인 건강을 증진시키고 삶의 질을 높이는 데 있습니다.

스트레스 관리의 기본 원칙은 크게 3가지입니다. 첫째, 스트레스 반응 빈도를 감소시키는 것, 둘째, 스트레스 반응 강도를 감소시키는 것, 셋째, 스트레스를 이용하는 것입니다.

스트레스 반응의 빈도를 감소시키는 방법으로는 사회적 관리와 인격 관리가 있습니다.

사회적 관리는 스트레스 인자에 대한 노출을 최소화하는 방법으로서 생활 습관, 환경을 변화시키는 것입니다. 예를 들면 상사의 요구가 많을 때 상사를 변화시키려고 노력하는 대신 상사에 대한 자신의 입장을 바꾸는 것과 같은 대안 추구, 남에게 위임하기, 또는 일주일 중 하루는 정신건강일로 정하여 자신의 건강에만 관심을 쏟는 방법, 일의 순서를 정하기, 소음을 피하거나 스트레스를 일으키는 음식물(커피, 콜라, 설탕, 케이크, 캔디 같은 당 제품, 밀가루 식품, 소금, 포화지방, 아이스크림 등)을 제한하는 것과 같은 방법들입니다.

인격 관리는 자존감이 낮고 우울한 성격, 불안한 성격 또는 남에게 지기 싫어하고 잘 참지 못하면서 화를 잘 내는 A형 성격인 사람들의 행동을 바꾸어보려는 시도입니다. 예를 들면 우울한 경우에는 긍정적 자기표현과 자기주장 훈련으로, 불안한 경우에는 생각 중단하기로, A형 성격인 경우에는 시간 관리 등을 적용하는 방법입니다.

스트레스 반응의 강도를 감소시키는 것으로는 근육의 긴장을 완화시키는 방법(예: 근육이완법, 명상)이 있습니다.

마지막으로 스트레스를 이용하는 것으로는 운동이 있습니다. 그러나 경쟁적인 운동은 스트레스 반응을 더 쉽게 일으킬 수 있기 때문에 경쟁을 의식하지 않는 운동이 바람직합니다.

이완법 및 스트레칭의 생활화

주로 사무적인 일을 많이 하는 사람들은 근육이 긴장되어 두통, 요통, 어깨 통증 등을 경험하기 쉽습니다. 이런 사람들은 잠시 짬을 내어 스트레칭을 하는 것이 도움이 됩니다. 이완법은 긴장을 풀어주어 통증을 예방해주고 기분 전환하는 데에도 효과적입니다.

흔히 근육이 긴장되기 쉬운 부위인 어깨를 중심으로 이완법을 할 것을 권장합니다.

① 하나, 둘 셋, 넷, 다섯을 세면서 깍지 낀 양쪽 손을 앞으로 쭉 뻗으면서 숨을 들이마십니다.
② 호흡을 멈춘 상태에서 하나, 둘 셋, 넷, 다섯을 세면서 뻗은

손을 가슴 쪽으로 가져옵니다.

③ 깍지 낀 양쪽 손을 푼 다음 가슴 아래로 내려뜨리면서 하나, 둘 셋, 넷, 다섯을 세면서 숨을 천천히 내쉽니다.

위의 ①, ②, ③에서 하던 것처럼 등 쪽에서 깍지 낀 양쪽 손을 뒤로 쭉 내밀어보며 숨을 깊이 들이마시고, 호흡을 멈춘 상태에서 뻗은 손을 등 쪽으로 가져옵니다. 그다음 깍지 낀 양쪽 손을 풀고 아래로 내려뜨리면서 숨을 천천히 내쉽니다.

마찬가지로 깍지 낀 양팔을 머리 위쪽으로 쭉 올리면서 숨을 들이마시고, 호흡을 멈춘 상태에서 뻗은 손을 머리 쪽으로 가져옵니다. 그다음 깍지 낀 양쪽 손을 푼 다음 아래로 내려뜨리면서 숨을 천천히 내쉽니다.

한편 그냥 어깨를 올리면서 숨을 들이마시고 올린 상태에서 호흡을 멈추고, 어깨를 내려뜨리면서 숨을 천천히 내쉽니다.

이외에도 고개를 뒤로 젖히면서 숨을 들이마시고 젖힌 상태에서 호흡을 멈추고, 고개를 원위치시키면서 숨을 천천히 내쉽니다.

그리고 매번 숨을 내쉬면서 '좋다'고 말해봅시다. 좋은 경치를 연상하는 것도 좋은 방법입니다.

한 시간 일했으면 5분만이라도 스트레칭과 이완법을 하는 것이 근육의 긴장을 풀어주어 일의 능률을 높일 수 있습니다.

　일하지 않는 경우라도 하루에 아침, 점심, 저녁, 자기 전에 가벼운 체조 혹은 스트레칭과 함께 이완법을 하는 것이 몸과 마음의 긴장을 풀어주는 데 효과적입니다.

$$3$$

운동의 정신적 및 신체적 효과

먼저 운동의 신체적 효과를 살펴보겠습니다. 규칙적인 운동은 말초혈관의 저항을 감소시켜 혈압을 떨어뜨리고, 혈액 내 지방을 낮추어 심장 발작의 위험을 감소시키며 심장 기능을 효율적이면서도 강하게 하는 것으로 알려져 있습니다. 그리고 폐활량을 증가시키며 근육을 강하게 만들고 비타민 C, E와 마찬가지로 면역 기능을 높여줍니다.

이런 결과는 결국 인내심을 키우고 피로를 이기는 원동력이 됩니다. 최근에는 당뇨병, 고혈압, 심장병, 골다공증 등 성인병의 치료와 예방에는 물론 치매의 예방에도 운동이 효과적인 것으로 밝혀졌습니다.

운동에는 심리적 효과도 있습니다. 예를 들면 외형적으로는 체중 조절을 도와주고 건강미가 넘치도록 보이게 해서 자신감을 갖게 합니다. 그리고 수면을 돕고 집중력을 높이며 불안, 우울, 분노의 감정으로부터 벗어나게 해줍니다.

특히 운동은 스트레스에 의해 생기는 노르아드레날린을 감소시켜 스트레스를 해소하는 데 큰 역할을 합니다. 또 생체 내에 엔돌핀을 분비시켜 기분을 좋게 하고 근육을 이완시키는데도 도움이 됩니다.

이외에도 운동은 창의력을 키워줍니다. 특히 과중한 일이나 변화시키기 어려운 스트레스 상황으로부터 벗어나 기분 전환을 하는 데도 효과적입니다.

만약 어떤 특정한 운동을 할 준비가 되어 있지 않고 시간을 따로 내기 어렵다면 평소에 그저 몸을 많이 움직일 수 있는 것부터 시작해보길 바랍니다. 예를 들면 승강기를 타기보다는 층계를 올라가본다든가, 앉아 있기보다는 서 있고, 일부러 지름길보다는 먼 길로 돌아가보는 것입니다.

가능하면 일주일에 세 번 이상, 하루 40분씩 한 번, 혹은 20분씩 두 번 정도라도 걷는 것입니다. 가슴이 다소 뛰는 것을 느낄 정도로 걷는 것이 운동 효과가 나타나는 데 좋습니다. 밖에 나

가기 어려우면 사무실이나 방에서 큰 보폭으로 걸어보길 권장
합니다.

4

분노를 다루는 법

우리가 살아가면서 가장 많이 경험하는 감정은 분노입니다. 그리고 사람들마다 화를 푸는 방법도 가지각색입니다. 술로 푸는 사람이 있는가 하면, 담배를 피우며 삭이는 사람도 있고, 애꿎게 죄 없는 애들만 나무라는 사람도 있고, 때로는 타인을 해치는 경우도 있습니다.

어떤 사람들은 그저 참는 게 약이라고 생각하고 오직 참기만 하다가 몸이 여기저기 아파서 병원을 찾게 됩니다.

1) 화는 독, 참으면 병이 됩니다

화는 독입니다. 그래서 화를 너무 참는 것도 건강에 좋지 않습니다. 화를 참다 보면 화병 이외에도 암, 과민성 대장증후군, 고혈압, 긴장성 두통 등 많은 신체 질환을 일으키기 쉽습니다.

또한 적대감이 많은 사람들이 관상동맥 질환에 많이 걸린다고 알려졌습니다. 국내에서 조사된 바로도 고혈압 환자들이 정상인들에 비해 화를 표현하기보다는 화를 참는 경우가 더 많은 것으로 밝혀졌습니다. 참기만 해서는 자신의 건강을 지킬 수 없습니다. 화는 표현이 안 되면 몸 어딘가에 나타나기 때문입니다.

50대의 여자는 남편이 외도하여 낳은 아들을 집에 데려다가 대학까지 공부시켰습니다. 그동안 거들떠보지 않고 떨어져 살았던 남편이 집에 들어와 같이 살면서부터 계속 아랫배가 아프고 설사 때문에 견딜 수가 없었습니다.

병원에서 각종 검사를 해보았지만 아무런 이상도 발견되지 않았습니다. 환자가 그간 외도한 남편에 대한 극도의 분노를 남편에게 표현하지 못하고 참아온 것이 장에서 폭발한 경우라고 할 수 있습니다.

30대 초반의 남자는 큰 회사의 대리로 근무하면서 부장에게 결재를 받으러 갈 때마다 부장이 항상 꼬투리를 잡아 따지고 윽박질러도 할 말을 제대로 하지 못했습니다.

그 후 얼마 안 가 머리 한쪽이 뻐개질 듯 아파 견디다 못해 정신건강의학과를 찾았습니다.

화는 어느 정도 참는 게 바람직하지만 너무 참다 보면 마음은 물론 몸에도 병을 만들 수 있기 때문에 화를 적절히 발산할 방법을 찾을 필요가 있습니다.

2) 화는 중독성이 있습니다

화는 중독성이 있어서 자꾸 내다 보면 습관이 됩니다. 그래서 분노는 또 다른 분노를 낳습니다. 또 적대감이 많은 사람과 함께 생활하다 보면 그 사람도 적대적인 사람이 되기 쉽습니다. 그만큼 전염성이 강합니다.

아버지로부터 매를 맞고 자란 30대 남자는 나중에 결혼한 후 대수롭지 않은 일에도 아내에게 참지 못해 손찌검을 하는 것이

다반사가 되었습니다.

더구나 화를 가장 잘못 처리하는 것이, 엉뚱한 상대방에게 화 풀이하는 경우입니다.

20대 중반의 여자는 시부모가 직장을 못 나가게 하고 친구들도 못 만나게 하면서 "나가 돌아다니려면 무엇 때문에 시집왔느냐?" 하면서 집안 살림만 하라는 데 화가 치밀어 올랐습니다. 그때마다 물건을 부수거나 애를 때렸습니다. 그러고 나면 공연히 아무 잘못 없는 애를 때린 것이 후회되어 눈물을 쏟곤 했습니다.

엉뚱한 화풀이는 또 다른 스트레스를 만들어 스트레스 사슬로부터 벗어나기가 더욱 더 어려워집니다.

3) 내적 대화를 하십시오

대부분의 사람들은 화를 많이 경험하면서도 화를 처리하는 방법에 관해서는 잘 모릅니다. 앞으로 화가 나는 일이 있을 때에는 이렇게 자신에게 속삭여보길 바랍니다.

먼저 화를 나게 하는 일이, '과연 자신이 계속 관심을 둘 만큼 중요한 것인지' 물어보십시오. 대부분의 일은 사소한 일입니다. 예를 들면 길거리를 가다가 거지가 욕을 한다면 그것이 비록 자신을 화나게는 하지만 계속 관심을 쏟을 만큼 중요한 일은 아닙니다. '저 사람 좀 이상하군' 하면서 그냥 지나쳐버릴 수 있습니다.

그다음에는 '자신이 정당한지' 물어봅시다. 만약 직장의 한 동료 직원이 계속 자신을 모욕적으로 대한다면 화가 날 것입니다. 더구나 매일 부딪혀야만 되는 일이라면 이 상황은 계속 관심을 가져야 할 만큼 중요한 것은 물론, 또 화를 내도 될 만큼 정당한 사유가 됩니다.

그러나 화를 내는 것이 정당하다면 그다음에는 자신에게 다음과 같은 질문을 던져봅니다. '과연 자신을 표현하는 것이 효과적인가?' 이때 효과적인 반응이나 결과를 얻을 자신이 있다면 자기주장을 해보길 권하고 싶습니다.

그러나 이것은 다른 많은 것을 시도해본 후 마지막으로 하는 것이 좋습니다. 예를 들어 동료 직원의 태도를 바꿀 수 있다는 확신이 서면 그렇게 하는 것이 효과적일 것입니다. 그러나 만약 상대가 상사라면 자기주장보다는 자신의 입장이나 태도를 바꾸는 것이 오히려 더 나을 수 있습니다.

사소한 일은 그냥 지나치되, 너무 참기 어려우면 상대방에게 찾아가서 자기 생각이나 느낌을 얘기해보는 습관을 가져보길 바랍니다.

40대 초반의 여자는 결혼 후부터 남편의 말에 복종하면서 남편이 뭐라고 잔소리해도 가만히 듣기만 하고 참아왔습니다. 그러나 최근에는 '최악의 경우 이혼할 수도 있다'라는 생각까지 하면서, 사소한 일에 계속 남편이 참견하면 하고 싶은 얘기를 하고는 '안 살겠어요!'라고 소리를 질러보니까 속이 후련해지는 것을 느꼈습니다. 그 후로는 남편도 전보다 간섭이 많이 줄어들었다고 했습니다.

또 다른 40대 여자는 남편 말에 무조건 참고만 지냈다가 처음으로 한 번 대들고 난 후에 뺨을 맞았습니다. 그러나 맞으면서도 이상한 것은, 그다지 기분이 나쁘지 않았고 오히려 속이 시원해진 느낌이 들었다고 했습니다.

이렇게 때로는 그저 참는 것보다는 오히려 상대방에게 불쾌감을 줄지 몰라도 자기를 표현하는 것이 자신의 정신건강을 지키는 마지막 보루가 될 수 있습니다.

앞으로 화가 나면 윌리암스(Williams) 부부가 제안한 대로 ① 문제의 중요성 여부, ② 자신의 정당성 여부, ③ 자기표현의 효과 여부에 관해 내적 대화를 나눈 후 '아니다'라고 대답할 수 있다면 자신을 설득해보는 게 좋습니다. 그래도 화가 사그라들지 않는다면 생각 중단하기, 관심을 딴 데로 돌리기, 명상하기를 해봅니다.

그리고 남의 입장에서 생각해보는 방법으로 공감 늘리기, 인내심 키우기, 용서하기, 기도를 해봅니다. 이외에도 유머로 웃어 넘기기, 오늘이 마지막인 것처럼 생각하기도 화를 가라앉게 하는 데 도움이 될 수 있습니다.

내적 대화 과정

현재 자신에게 화나는 일이 있다면 그 일이 :

계속 관심을 가질 정도로 중요한 문제인가?

나는 정당한가? → 아니오

자기표현의 효과를 볼 수 있겠는가?

자기주장하기

자신을 설득하기
생각 중단하기
명상하기/근육이완법
용서하기
기도 등

$$5$$

긍정적 사고를 키우는 법

1) 일의 실패는 인생의 실패가 아닙니다

오래전에 우수한 성적으로 의과대학에 입학해서 공부를 잘해 온 본과 1학년 학생이 호텔에서 투신자살하는 일이 있었습니다. 비슷한 시기에 삼성 펠로우로 인정받던 삼성 부사장이 아파트에 서 투신자살했습니다. 과도한 업무 부담 외에도, 연구소장에서 공장장으로 발령을 받으면서 엄청난 회의에 빠졌다고 했습니다. 시험 성적이 떨어졌다고 고층 아파트에서 투신자살한 여고생도 있었습니다. 이 모두가 일의 실패를 인생의 실패로 보았기 때문입 니다.

때로는 실제로 일에 실패한 것은 아니더라도 일의 실패를 예상하고 불안해하는 경우도 있습니다. 오래전에 세칭 일류대에 1등으로 입학한 여학생이 과에서 계속 1등을 하다가 2학년에 올라가서 자살한 것이 신문에 보도된 적이 있었습니다. 1등을 뺏길까 봐 불안했기 때문입니다. 그 여학생에게는 1등이 인생의 목적이었습니다. 공부에서 1등을 하는 것 외에 다른 일에서는 사는 즐거움을 발견하지 못했던 것입니다.

이처럼 남들이 부러워할 정도로 공부를 잘하거나 좋은 학교에 다니거나 좋은 직장에 다니는 사람들이 자살이란 극단적 선택을 하는 이유는, 반복되는 심한 스트레스 상태에서 해마, 편도체, 전전두엽과 같은 뇌 기능이 감퇴되어 기억력, 감정 조절, 판단력, 충동적 행동의 조절 능력을 잃게 될 수 있기 때문입니다.

게다가 이른바 잘나간다는 사람들은 어려움이 있어도 다른 사람의 도움을 받지 않으려는 경향이 강합니다. 가족이나 친구에게 위안이나 조언을 얻는 지지 시스템이 없는 것도 마지막 수단으로 자살을 선택하는 요인이 될 수 있습니다.

2) 삶의 목표를 점검하십시오

일은 우리 삶을 풍부하게 하기 위해 필요한 수단일 뿐, 목적이 될 수는 없습니다. 일에서의 성공은 일시적인 즐거움을 줄 수는 있어도 영원한 행복의 보증수표는 아닙니다. 일 자체가 목적이 되면 그 대가는 자기 파괴적일 수밖에 없습니다.

인생 전체를 보았을 때 우리는 얼마나 많은 시행착오를 통해 배우고 성장하면서 살아갑니까? 사는 동안 넘어지고 일어서는 여러 경험들을 통해 우리는 실패에 대한 면역력을 키웁니다. 개인은 물론 때로는 한 민족의 실패나 시련이 그 개인, 그 민족이 성숙해질 기회가 되기도 합니다.

인생이 언제나 순풍에 돛 단 듯이 순탄하기만 한 것은 아닙니다. 처음에 잘 풀리다가도 중간에 좌절하는 사람들이 있고, 처음에 잘 안 풀리다가도 끝에 가서 좋은 사람이 있습니다.

1등만 기억하는 경쟁 사회를 살아가는 우리에게 여러 자살 사건은 개인적인 일의 성취를 위해 노력하는 한편, 보다 더 큰 삶의 목표를 정해 살아가라고 가르쳐줍니다. 우리는 일에 파묻혀 살면서도 지금 내가 가는 길이 과연 내 삶의 목표를 향해 있는지 되돌아보는 습관을 가질 필요가 있습니다.

또 직장이나 공부 외에도 개인적으로 성취감을 맛볼 수 있는 경우는 얼마든지 있습니다. 취미 생활이나 운동, 친구와의 교제를 통해서, 그룹 혹은 종교적 활동에 참여함으로써 개인적인 만족을 얻는 방법도 있습니다. 이렇게 일 외에 다른 것에도 관심을 가지는 것이 우리의 삶을 더 풍성하게 할 수 있습니다.

3) 생각하는 습관을 바꾸십시오

우리가 일상생활 중 무심코 내뱉는 말이나 행동 중에는 습관적인 것이 많습니다. 이것은 의식적이건 무의식적이건 간에 우리의 생각에 어떤 틀이나 규칙이 있기 때문입니다.

이런 생각에 따라서 자동적으로 반응하여 자기도 모르게 같은 말이나 행동이 반복적으로 나타납니다. 바로 이 생각하는 습관이 어떤 사람을 성공하게 하는가 하면, 어떤 사람에게는 실패를 안겨주기도 합니다.

30대의 직장인은 상사에게 야단맞을 때마다 자기의 잘잘못을 따지지 않고 항상 '난 무능해' 하며 무력감에 빠지곤 하였습니다.

부하 직원이 자기 말을 따라주지 않을 때에도 '난 무능하다' 하고, 심지어는 직장 부서 대항 축구대회에서 꼴찌를 해도 '내가 무능해서 졌다'라고 자책했습니다. 그야말로 '난 무능해'가 습관적으로 입에 붙은 사람입니다.

대학의 모 교수는 항상 개인적인 문제이건 과의 문제이건 '내 탓이오'가 몸에 배어 있었습니다.

그는 퇴근할 때마다 책을 한 꾸러미씩 가지고 다니면서도 늘 교수로서 자신이 부족하다고 느끼며 고뇌하곤 했습니다. 그래서 누군가는 그에게 '살아 있는 예수'라는 별명을 붙여주었습니다.

이렇게 세상의 모든 짐을 혼자 지면서 살아가다 보면 몸에, 특히 심장에 엄청난 부담을 주게 됩니다. 그분은 나중에 심근경색으로 돌아가셨습니다.

생각하는 습관은 우리의 말과 행동을 지배하고 결국에는 우리의 건강까지 좌우합니다. 생각이 씨가 되어 말이 되고 행동으로 나타납니다. 이로써 우리의 운명이 결정된다고 해도 과언이 아닙니다.

자신이 무심코 반복적으로 내뱉는 말을 관찰해보고, 그것이 내 건강을 해치고 남을 괴롭히는 것이라면 의식적으로 바꾸어보길 바랍니다.

4) 웃음의 효과

웃음은 일종의 강장제이고 보약입니다. 웃음은 불안과 긴장을 완화시켜주고, 혈액순환을 좋게 하고, 체내에서 만들어지는 통증 억제 물질인 엔돌핀을 많이 증가시키며 면역 기능을 강화시켜 질병을 예방해줍니다. 장수하는 사람들은 웃음을 잃지 않습니다.

이와 반대로 비관적이거나 우울하면 면역 기능이 떨어져 질병에 걸리기 쉽습니다. 특히 잘 웃지 않고 감정을 잘 표현하지 않는 사람들은 암에 잘 걸린다는 보고도 있습니다.

50대 초반의 여자는 일찍이 바람을 많이 피운 남편 때문에 속이 많이 상했습니다. 그녀는 얼마 전까지도 그 생각만 하면 머리가 아파 살맛이 나지 않았습니다.

그러나 '산다면 얼마나 살 건데'라고 생각하면서 웃으며 살기로 마음을 고쳐먹으면서부터는 그냥 절로 웃음이 나와 항상 즐거운 마음이라고 했습니다. 때로는 이웃에서 암으로 고생하는 사람을 찾아가 궂은일을 도와주면서도 힘든 줄을 모른다고 했습니다.

　유머 있는 대화를 많이 하고, 과거에 재미있었던 일이나 재미있는 사람의 얼굴을 떠올려보는 것도 좋은 방법입니다. 예를 들면 '못생겨서 미안합니다.' 말 한마디로 일약 코메디 스타로 크게 성공한 사람이 있었습니다.

5) 긍정적 언어 습관을 키우는 법

　낙관주의자들이 비관주의자들보다 사회에서 더 성공을 많이 하고, 우울증이나 신체적 질병에 덜 걸린다는 보고가 있습니다. 낙관적인 사고의 중요성은 실패했을 때 부정적인 생각에 빠져 스스로를 포기하는 것을 예방하고, 나아가서 어려움을 극복할 수 있는 힘을 실어준다는 점입니다.
　실패를 경험한 사람이 비관주의자일 경우 숙달된 무력감이 우울증으로 바뀌게 됩니다. 그러나 낙관주의자에게 실패는 일시적으로 사기를 떨어뜨릴 뿐입니다.

셀리그만(Seligman)은 사람들이 저마다 고유의 언어 습관을 가지고 있다고 보았습니다. 다시 말해서 좋지 않은 일을 당했을 때 자기 자신에게 그 이유를 설명하는 언어를 가지고 있다는 것입니다.

이 언어 습관에 따라 어떤 사람은 낙관주의자가 되고, 어떤 사람은 비관주의자가 됩니다. 비관주의적 변명 스타일이 무력감을 확산시키는 데 비해 낙관주의적 변명 스타일은 무력감을 중단시킬 수 있습니다. 일상적으로 저지르는 실수나 좌절에 대해 자신이 어떻게 설명하고 변명하느냐에 따라서 무력해지는가 하면, 무력해지는 것을 억제하기도 합니다.

비관주의자들의 언어 습관, 즉 나쁜 일에 대한 변명은 개인적(예: "그건 내 잘못이야")이고, 지속적(예: "일이 항상 이 모양이야")이고, 확산적(예: "그것 때문에 내 생활이 전부 엉망이 될 거야")인 특징을 갖고 있습니다.

만약 자신의 실패를 지속적이고 확산적으로 얘기한다면, 현재의 실수를 미래에도 계속 적용시키려고 할 것입니다. 예를 들면 사랑하는 사람에게서 거절당한 사람이 "여자들이 날 싫어해"(확산적), "난 여자와는 상대하지 않을 거야"(지속적)라고 말하게 될 것입니다. 이 두 가지 요소 모두 자신은 계속해서 거절만 당할 것이고, 자신의 애인만 거절하는 것이 아니라 세상 여자가 다 자기를 거절할 것이라고 생각하는 것입니다.

따라서 비관주의자가 낙관주의자로 변하려면 이런 언어 습관을 바꾸어야 합니다. 다시 말해, 좌절을 경험할 때마다 파괴적인 생각을 하는 습관이나, 스스로에게 말하는 태도를 바꾸어나가는 것이 낙관주의자가 되는 지름길입니다.

예를 들면, 비관주의자는 직장에서 진급이 되지 않은 것에 대해 "난 이제 끝장이다. 더 이상 직장에 있을 수 없다. 가족들과 잘 지낼 자신도 없다" 하는 식의 반응을 보입니다. 그러나 낙관주의자는 한 가지 좌절이 자신의 생활 전체에 영향을 미치게 하지 않습니다. "진급이 안 되어 기분이 안 좋지만, 더 노력해보고 안 되면 다른 길을 찾아보겠다" 하는 식으로 반응합니다.

6) 자신의 장점을 살리십시오

우리는 자신의 나쁜 점만 보고, 그것을 고치는 데 너무 많은 시간을 쏟고 있습니다. 이것은 자신의 장점을 살리기에 앞서 약점부터 고쳐야 된다는 잘못된 믿음을 가지고 있기 때문입니다.

그러나 나쁜 습관을 고치는 데만 집착하다 보면 그 일에 일생을 다 보내게 될 뿐만 아니라 그렇다 해도 그것을 뿌리 뽑기란 쉽지 않습니다.

때로는 개인의 장점이 단점이 되고, 단점이 장점도 될 수 있습니다. 어떤 사람은 자신의 단점을 '고집이 센 것'으로, 장점을 '끈기 있고 참을성이 많은 것'으로 꼽습니다. 고집과 끈기, 어떻게 표현하느냐에 따라서 단점도 되고 장점도 될 수 있습니다. 다시 말해서 고집을 좋게 표현하면 끈기가 됩니다. '고집이 세다'라는 것에 연연하지 말고 '끈기가 있다'라는 장점을 최대한 살리는 것이 빠른 성공의 비결입니다.

미국의 한 심리학 교수는 일찍부터 천재성을 보인 어린이를 대상으로 일생 동안 연구한 결과, 높은 지능을 가지고 있다는 것이 남다른 성공을 보장하는 것이 아니라는 사실을 밝혀냈습니다.

오히려 큰 성공을 거둔 사람들은 보통 사람들과 달리 평생하고 싶은 일에만 열중했다고 합니다. 곧 그들은 자신의 장점을 최대한으로 살린 사람들이었습니다.

7) 대인 공포를 극복하는 방법

사람들이 많은 곳에 가면 불안해져 얼굴이 굳어지고 손발이 떨리고 말을 할 때는 얼굴을 마주하기 어려워 일부러 사람들을 피하는 대인 공포증을 가진 사람들이 적지 않습니다.

대개 이런 사람들은 대인 관계에서, 혹은 여러 사람들 앞에서 자존감의 손상을 당한 경험을 가지고 있는 게 보통입니다.

40대 중반의 한 여자는 사람들을 마주 보면 불편해져 눈을 마주치는 것조차 두려워했습니다. 그래서 사람들이 많이 모이는 은행에도 못 갔습니다. 자신의 얼굴을 쳐다보며 흉볼 것 같은 느낌이 들기 때문이었습니다. 언젠가 아들의 고등학교 담임 선생님을 만나러 가야 하는데 어떤 말을 해야 할지 몰라 두렵고 불안해지기도 했습니다. 자신보다 더 똑똑하고 더 잘사는 친구를 대하면 주눅이 들고, 친구들이 자식들 얘기를 할 때도 '내 애들보다 더 잘났다'라는 느낌이 들면 가슴이 답답해지고 우울해졌습니다.

그녀는 어렸을 때 어머니로부터 다른 형제와 차별 대우를 받은 게 두고두고 가슴에 맺혀 한으로 남아 있었습니다. 어머니는 자신이 달려가 껴안으려 하면 뿌리치면서도 언니가 안기면 가만히 놔두었습니다. 또 초등학교 때 어머니가 학교에 와서는 언니 반에만 들르고, 심지어 언니의 도시락 반찬과 자신의 도시락 반찬이 달랐습니다. 이렇게 어렸을 때부터 어머니로부터 배척을 당한 경험이 결혼하여 자녀들을 대학까지 보낸 지금도 상처로 남아 그녀를 괴롭히고 있었습니다. 그래서 남들이 좋아하는 어머니를 자신은 좋아할 수가 없었습니다.

이처럼 과거에 배척당한 경험이 어른이 된 뒤에도 곧잘 악몽처럼 되살아나 대인 공포증을 일으킬 수 있습니다. 더구나 현재 상황에서 혼자만 짐을 많이 진다는 느낌이 들 때 이런 과거의 악령이 기승을 부리기 쉽습니다.

무대에서 사회를 잘 보거나 노래를 잘 부르거나 춤을 잘 추는 사람들도 무대 뒤에서 남모르게 피나는 노력을 한 과정이 우리의 눈에는 생략되어 있다는 것을 알아야 합니다. 대인 관계에서 두려움을 보이는 사람들도 연습 과정을 통해서 한 단계, 한 단계씩 대인 관계 기술을 쌓다 보면 언젠가 다른 사람을 더 이상 두려워하지 않고 자연스럽게 대할 수 있습니다.

사람을 대할 때 어떻게 해야 할지를 염두에 두고, 필요하다면 메모지에 말할 내용을 적어 마치 연극 배우처럼 대사를 외워 실제 상황에 적용해보는 것도 대인 공포를 극복하는 한 가지 방법

입니다. 현재의 상황에서 자신감을 얻게 되면 과거의 아픈 상처
도 묻혀버려 더 이상 장애가 되지 않습니다.

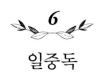

일중독

1) 탈진을 평가하십시오

일을 너무 많이 하거나 너무 자주 일에 좌절하다 보면 신체적으로는 물론 정신적으로도 무기력증에 빠질 수 있습니다. 이런 증후군을 탈진이라 부릅니다.

이것은 직장인의 사기를 떨어뜨리고, 결근율과 이직률을 높입니다. 이외에도 신체적 고통이나 질병, 알코올 및 약물 남용, 경제적 문제와 가족 간의 갈등을 비롯한 각종 심리적 문제들을 일으키는 주된 원인이 되기도 합니다.

40대 초반의 남자는 앞으로 부서장 직책을 맡기로 내정된 상태에서 '이런 숨 막히는 직장에서 사느니 차라리 뇌가 없는 인간으로 살고 싶은 기분이다. 그냥 내 일이나 하면서 지낼 수 있는 직장이 있다면 옮기고 싶다'라고 하소연했습니다.

그는 직장에서 자기 부서와 관련된 중요한 일의 결정에서 제외된 데 대한 소외감과 좌절, 계속 부서 내 자질구레한 일들에 얽매여 끊임없이 부딪쳐야 하는 사소한 일들 때문에 짜증을 내고 있었습니다. 이전에 좋아하던 운동이나 여행도 모두 마음에서 멀어져 있었습니다.

탈진 상태는 심한 스트레스를 받고 있음을 알려주는 응급 신호입니다. 이 경우 일하던 모든 것을 제쳐놓고 서둘러 자신의 건강과 안전을 위해 손을 써야 합니다. 이 시기에 서둘러 정신건강의학과 전문의와 상담하고 근육이완법, 명상, 휴가, 여행 등을 동원해서 스트레스를 관리할 필요가 있습니다.

2) 휴식

하나님께서 천지를 창조하시고 6일 만에 쉬셨다는 말씀의 의미를 생각해보면, 우리가 일주일에 한 번씩 쉬는 것은 우리에게 너무 당연하고 필요한 것임을 알게 됩니다. 이 세상 모든 것이 휴식 없이는 생존이나 건강을 유지하기가 어렵습니다. 휴식은 일의 생산성을 높이고 창의성을 키우는 데도 필요한 것입니다.

자연도 휴식을 취해야 하기 때문에 산에도 때로는 입산을 금지시킵니다. 심지어는 바위도 안식년이 필요하다 해서 사람이 다니는 것을 통제합니다. 휴식을 취해야 할 때 휴식을 취하지 못해 나중에 병을 얻어 고생하는 사람들이 의외로 많습니다. 더구나 옛날에 휴식 없이 일만 했던 사람들 중에 나중에 큰 재산을 모았으나 건강을 잃은 경우를 종종 볼 수 있었습니다.

만약 주중에 할 일이 많았다면 주말 중 하루는 아무것도 하지 않고 푹 쉬는 것이 좋습니다. 잠이 모자란다면 잠을 푹 자는 것도 괜찮습니다.

때로는 일이나 개인적인 고민거리가 있어서 쉬는 것이 어렵다면, 쉰다는 것 자체가 큰 스트레스가 됩니다. 그러나 쉰다는 것이 비록 어렵다 하더라도 휴식을 선택할 수 있는 용기가 필요합니다.

효과적으로 휴식하기 위해서 아래처럼 해보길 권장합니다.

(1) 일로부터 휴식을

최소한 일주일 중 하루는 일하지 않는 날로 정하길 바랍니다. 집에서 오히려 더 일하게 된다면 밖으로 나가서 쉬도록 합니다.

(2) 수면을 통해 휴식을

수면은 우리에게 휴식을 제공해주고, 스트레스와 싸우는 데 도움이 되는 생화학 물질로 뇌를 채워줍니다.

(3) 규칙적으로 휴식을

일정하게 시간을 정해서 휴식하는 것이 좋습니다. 예를 들면 한 시간 일하고 5분 정도 쉬는 한편, 하루에 30분, 일주일에 하루 동안은 자신만의 휴식 시간을 가져봅니다.

(4) 긴장을 일으키는 환경으로부터 휴식을

만약 어떤 장소가 자신에게 요구나 기대가 많아 긴장을 많이 일으키는 곳이라면 얼마 동안 그곳을 빠져나와 휴식을 취해서 안정을 찾은 다음에 다시 돌아가도록 합니다.

(5) 바깥 자극으로부터 휴식을

때때로 모든 자극에서 벗어나봅니다. 예를 들면 소음을 차단시키고, TV를 끄고, 휴대폰을 멀리하는 것이 필요합니다. 이런 바깥 자극들로부터 벗어나면 자신의 마음속에서 일어나는 소리에 더 귀를 기울이게 될 수 있습니다.

3) 최대 능력의 70~80%만 일하십시오

일만 아는 사람을 일중독자(workaholic)라고 부릅니다. 일을 아무리 즐긴다고 해도 일이 너무 많으면 스트레스가 될 수 있습니다. 일중독자는 정력적이고, 잠을 적게 자며, 휴식을 갖지 못합니다. 눈뜨고 있는 시간의 대부분을 일하는 데 쏟아붓고, 놀기보다는 그저 일에 몰두할 뿐입니다. 일하는 것과 노는 것을 잘 구분하지 못하고 때와 장소를 가리지 않고 일합니다.

이런 사람들은 다른 무엇보다도 일에 가치를 두는 사람들입니다. 그러기에 "일 없으면 무슨 맛에 사나?"라고 반문할 정도로 일에 미친 사람들입니다. 마치 알코올 중독자나 마약 중독자가 술이나 마약에 빠져 헤어 나오지 못하듯이 일중독자는 일에 빠져 헤어 나오지 못합니다.

이런 사람들은 일에서는 성공할지 모르나 일 외에 다른 많은 것들을 잃어버리기 쉽습니다. 우선 신체적으로 혹사를 하다 보니 몸이 여기저기 아픕니다. 그리고 자신이 하는 일이 얼마큼 능률적이고 생산적인지를 알지 못합니다.

또 일에만 몰두하다 보면 부부간에 갈등을 일으키기 쉽고 자녀들과 대화를 나눌 시간이 부족하기 때문에 집에서 늘 외톨이가 된 기분을 피할 도리가 없습니다.

일중독에 빠지다 보면 자신이 얼마나 스트레스를 받고 있는지를 알지 못합니다. 따라서 자신도 모르게 건강을 해칠 수 있습니다. 이런 사람들이 나중에 관상동맥 질환에 걸릴 위험이 높은 것으로 알려졌습니다.

일중독을 예방하려면 가능한 자신이 할 수 있는 최대 능력의 70~80% 정도로 일하는 게 바람직합니다. 하루 2, 3가지로 제한하여 계획해서 일하고, 그날 하지 못하는 것이라면 다음 날로 넘기도록 합니다.

고독을 즐기십시오,
그럴 수 없다면 고독에서 벗어나십시오

창의적인 일을 하는 사람은 고독을 즐기는 사람입니다. 고독은 때때로 자신을 들여다보며 정신적으로 성장하는 기회가 될 수 있습니다. 더구나 하나님을 믿는 사람이라면 이런 때에 기도하면서 하나님과 더 친밀한 관계를 가져 영적으로 성장할 기회가 될 수도 있습니다.

그리고 혼자 있기를 좋아하는 성격이라면 굳이 애써 사람들을 만나려 하지 말라고 하고 싶습니다. 오히려 강박적으로 사람들과 사귀려다가 상처를 받기 쉽기 때문입니다.

그러나 사람과 얘기하길 좋아하고 혼자 지내기 어려운 사람은 고독해지면 불안을 느끼거나 우울해지기 쉽습니다. 배우자와 사별한 사람들은 병에 걸리거나 빨리 사망할 확률이 아주 높습니다. 고독 때문에 면역이 약해졌기 때문입니다.

60대 후반의 여자는 십이지장궤양으로 내과에 입원했다가 정신건강의학과에 의뢰되었습니다. 그 이유는 20여 년간 십이지장궤양을 앓으면서 내과에서 치료를 받아왔으나, 최근에 병이 악화되자 환자에게 혹시 심리적 문제가 있는 것은 아닌지를 알아보기 위해서였습니다.

최근 환자 집에 세 들어 살던 여자가 평소 말동무가 되어주어 어느 정도 외로움을 덜 수 있었으나, 직장을 얻어 바깥으로 나가기 시작하면서 환자의 증상이 악화되었던 것입니다.

40대 초반의 여자는 남편이 중동에 파견 근무하는 동안 한 달에도 몇 번씩 불안을 호소하면서 병원 응급실을 찾아왔습니다. 올 때마다 숨이 넘어갈 것만 같고 어찔해지면서 가슴이 답답하고, 때로는 죽을 것만 같은 두려움에 휩싸이곤 하였습니다.

그러다가 언젠가부터 한 달 동안은 병원에 오지 않았습니다. 그 후 다시 찾아왔을 때, 남편이 한 달간 귀국해 있는 동안에는 언제 그랬냐는 듯 증상이 나타나질 않았으나 남편이 다시 중동으로 떠나면서 증상이 재발되었다는 것이었습니다.

이처럼 나 혼자라는 느낌은 곧 개인에 따라서는 죽음처럼 인식될 수도 있습니다. 이런 사람들이 건강하게 오래 살려면 평소부터 사람들과 만나고 어울리기에 힘쓰는 것이 좋습니다.

점심시간이라도 다른 사람들과 함께 식사를 하고, 만약 만나기 힘들다면 전화를 걸어보거나 편지를 써보고, 때로는 취미 동호회, 공부 모임이나 종교적인 모임을 통해서 친교에 힘쓰고 자원봉사를 하는 것도 외로움에서 벗어나는 데 도움이 됩니다.

몸과 마음에서 종교와 영성의 역할

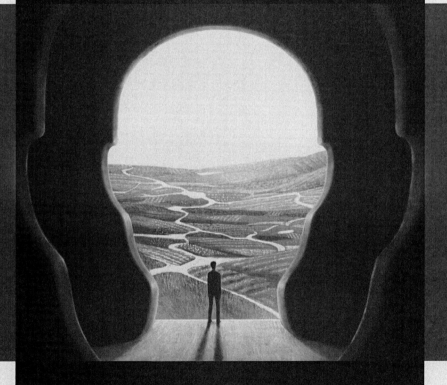

종교와 영성이 몸과 마음에 미치는 영향을 알아보는 것은 건강 증진에 도움을
주고 삶의 질을 높이며, 풍성한 삶을 향한 길잡이로서의 역할을 할 수 있습니다.

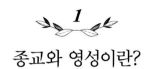

종교와 영성이란?

종교란 공동체에서 공유되는 초월자, 즉 하나님에 관한 믿음을 일컫습니다.

영성이란 초월자인 하나님과의 관계 및 경험을 의미합니다.

2

스트레스에 대한 대응으로서의 영성의 효과

종교적 인지(사고)와 행동은 스트레스 사건 및 상황을 효과적으로 다루는 데 도움이 됩니다.

특히 영성은 부정적 생활 사건에 직면해 있을 때 완충 역할을 하는 것으로 알려져 있습니다.

이외에도 영성은 자신감을 높이고 희망을 심어주는 긍정적 효과가 있습니다.

3
종교적 대응의 효과는?

1) 자존감 및 효능감

종교적 개입(예: 예배에 참석하거나 개인적인 경건한 생활)이 자존감
이나 개인적 효능감을 높일 수 있습니다.

2) 신체적, 정신적 건강

종교적 인지와 행동(예: 기도, 명상 등)은 심각한 건강의 문제는
물론 사별을 극복하는 데도 효과가 있는 것으로 알려져 있습니

다. 이외에 종교 및 영성은 불안 및 우울을 감소시키고, 수명을 연장시킬 수 있습니다.

3) 통제력과 자신감

하나님과 함께한다는 믿음이 통제력과 자신감을 높여 어려운 스트레스 상황을 처리하고 바람직한 건강을 유지하는 데 도움이 됩니다.

4) 자기 개념의 조정

종교는 개인이 자기 개념(자신, 특히 자신의 몸에 관한 생각)을 조정해서 신체적 문제가 개인의 정체성을 덜 위협하도록 하는 역할을 합니다.

5) 스트레스 상황의 의미 재평가

기도나 성경 읽기와 같은 종교적 행동이 인지의 일차적 평가 (스트레스가 위협적인지 아닌지를 평가하는 것) 후 불안을 경험할 때 스트레스 상황의 의미를 재평가하게 해서 영적 성장과 학습의 기회로 삼게 할 수 있습니다. 다시 말해 스트레스 상황이 개인의 정체성에 대한 도전보다는 광범위한 하나님의 계획의 일환으로 생각하게 할 수 있습니다.

그러나 위기를 해결하는 책임을 전적으로 하나님의 개입에 수동적으로 맡기는 종교적 대응 방법은 건강을 악화시킬 가능성이 높습니다.

6) 사례

전립선암 진단을 받기 전후에 겪은 저자의 개인적 경험을 나누어보고자 합니다.

20년 넘게 전립선비대증을 앓아서 빈뇨, 절박뇨 등으로 밤에

자다가 여러 번 깨곤 했습니다. 하루날이란 약을 계속 복용하면서도 크게 호전되지 않았습니다.

1년에 한 차례씩 정기적으로 검사했던 전립선 특이 항원(prostate specific antigen: PSA)의 수치가 3.9에서 4.6으로 상승한 후 6개월 지나서는 6.2ng/㎖로 올라가서 비뇨기과 의사가 권고한 MRI(뇌자기공명영상)를 촬영한 결과 암이 의심되어 조직검사를 받았습니다. 그 결과 악성도가 높은 전립선암으로 판명되었습니다.

그 후 암이 뼈에 전이되었는지 알아보기 위해 PET(양전자 방사 단층 촬영법) 스캔을 촬영하였습니다. 촬영 전날 몹시 불안했습니다. 그래서 잠자기 전에 기도했습니다.

"하나님 아버지, 이 검사 결과가 어떤 것이든지 간에 받아들일 수 있는 용기를 주십시오." 이 기도 후에 마음을 차분히 가라앉힐 수 있었습니다. 그다음 날 검사하는 중에도 평온한 마음을 유지하였습니다. 결과는 다행히 뼈 전이를 보이지 않았습니다.

암 확진 후 항테스토스테론 호르몬 치료를 받기 시작했습니다. 그 후 PSA의 수치는 현저히 떨어졌습니다. 그러나 절박뇨 때문에 수면 중 자주 깨곤 하였습니다.

이런 시기에 뮤지컬 공연을 앞두고 배우로서 자주 연습해야만 했습니다. 결국 포기하지 않고 4일 동안 5차례 공연을 무난히 마치고 나니 기뻤습니다.

입원 전에 다니던 교회 담임 목사님과 구역 부목사님이 기도해주면서 매일 기도하겠다고 약속했습니다. 입원 후에는 병원 목사님이 밤에 찾아오셔서 기도해주었습니다. 수술 당일 수술실 문에는 "두려워하지 말라 내가 너와 함께 함이라(이사야 41:10)"라는 성경 구절이 눈에 들어왔습니다. 전에 조직검사 시 수술실 천장에도 같은 성경 구절이 크게 적혀 있던 것이 기억되었습니다. 마침내 평온한 상태에서 성공적으로 수술을 마쳤습니다.

그러나 수술 후에 식욕 상실과 요실금으로 무척 고통스럽고 힘들었습니다. 특히 식욕 상실 때문에 '이렇게 살아서 뭐 하나?' 하는 느낌이 들곤 했습니다.

이때의 경험으로 식사를 잘한다는 것의 중요성을 새삼 깨달았고, 평소 잘 먹고 있다는 것에 대해 이전보다 진심으로 감사하는 마음을 가지게 되었습니다. 그 후 다행히 이런 고통에서 거의 정상으로 회복되었습니다.

종교적 개입과 정신적 및 신체적 건강

1) 감정과 생리적 반응

종교적 개입은 용서, 만족감, 사랑과 같은 긍정적 감정 또는 죄책감 및 두려움 같은 부정적 감정을 일으킵니다.

이런 감정은 정신신경면역계를 거쳐 생리적 반응을 일으킬 수 있습니다.

2) 건강에 관련된 행동의 조절

종교적 공동체에 참여하는 것은 건강에 관련된 행동을 조절함으로써 정신적, 신체적 건강을 증진시킬 수 있습니다.

예를 들면 술, 담배를 자제하고 분노의 감정에는 기도와 같은 건설적 방법으로 대응하게 함으로써 건강을 해칠 위험을 피할 수 있습니다.

5

영성과 사회적 지지

타인을 위한 기도와 같은 영성은 중요한 사회적 지지원이 될 수 있습니다.

종교적 공동체 안에서 공유되는 가치가 인간의 고통, 적응의 문제, 사회적 지지에 관한 의미를 제공해줄 수 있습니다.

6

신체 질환 환자들의 우울에서
종교와 영성의 역할

종교적 믿음과 행위는 우울과 같은 정서적 고통을 다룰 수 있도록 도와주는 것으로 알려졌습니다.

종교적 개입은 만성적인 질병을 가진 노인 환자들이 질병 상태에 더 잘 대응하게 하여 우울로부터 보호해줄 수 있습니다. 심부전 및 만성 폐 질환 입원 환자들 중 개인적으로 강한 종교적 헌신과 내적 동기를 가진 사람들은 그렇지 않은 환자들보다 퇴원 후 우울로부터 더 빨리 회복할 수 있었습니다.

종교는 이들 환자들에게 건강의 문제에도 불구하고 삶의 목적과 의미를 부여해주고, 미래에 대한 희망과 낙관성을 갖게 하고, 기도를 통해 자기 통제력을 높일 수 있습니다.

그러나 종교가 때때로 죄책감과 신경증(노이로제)을 가중시킬 수 있다는 점에도 유의할 필요가 있습니다. 특히 우울이 마치 믿음의 부족 때문에 일어나는 것처럼 종교적 공동체에서 누군가 넌지시 언급할 때 그럴 수 있습니다.

종교를 갖지 않은 우울한 환자들이 만성 우울증에 걸릴 위험이 높다고 해서 종교적 모임 참여를 적극적으로 권장하는 것은 적절하지 않습니다.

그 이유는 우울증 환자들의 종교적 모임 참여가 그들의 정신적 건강에 도움이 된다는 결과를 밝혀낸 연구가 없었기 때문입니다.

그렇지만 의사들은 종교적 믿음의 유무에 관계없이 종교적 공동체가 특히 치료에 한계를 보이는 심한 질병을 가진 환자들에게 사회적 지지와 치유를 제공해줄 수 있는 곳으로 인식할 필요가 있습니다.

말기 질환 환자들에서 영성의 실제적 적용

증상만 누그러뜨리는 완화 치료를 받고 있는, 죽음을 앞둔 환자들에서 영적 도움의 필요성은 소홀히 다루어지는 편입니다. 그러나 말기 질환 환자들은 어느 때보다 영적 도움의 필요성을 더 절실히 느낄 수 있습니다. 따라서 영적 문제를 다루는 것은 이런 환자들이 병으로부터 회복하는 데 도움이 될 수 있습니다.

종교 및 영성은 일반적으로 암과 같은 질병에 대응해나가는 데 긍정적 역할을 하는 것으로 알려졌습니다. 암과 같이 생명을 위협하는 질병은 때로는 이전의 자기 경계의 개념을 확장시키는 자극제가 되어 개인적 삶의 목적과 의미를 변화시킬 수 있습니다.

따라서 말기 질환의 진단은 위기로 간주되지만, 때로는 성장과 의미를 새롭게 부여하는 기회가 될 수도 있습니다.

　한 연구에서는 암 환자와 같은 말기 환자들에서 삶의 의미 및 평안의 정도가 높을수록 우울의 정도는 낮은 것으로 나타났습니다.

　반면 암 환자들에서 우울과 절망감은 생존률을 낮출 가능성이 높습니다. 따라서 말기 암 환자들의 치료에서 우울, 절망감, 의미의 상실을 다루는 것이 중요합니다.

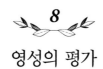

8
영성의 평가

영성의 평가는 믿음, 중요성, 공동체 및 접근 방법에 관한 다음과 같은 질문들에 의해 이루어질 수 있습니다.

1) 믿음

종교적 믿음을 가지고 있습니까? 자신을 영적이라고 생각합니까?

2) 중요성

자신의 종교적 믿음과 영성이 얼마나 중요하다고 생각합니까? 그리고 믿음과 영성이 자신의 건강과 관련된 결정에 어떻게 영향을 미친다고 생각합니까?

3) 공동체

당신은 종교 및 영적 공동체의 일원(예: 교회의 구성원)입니까? 그렇다면 그 공동체가 당신을 얼마나 지지해주고 있다고 생각합니까?

4) 접근 방법

내가 당신의 영적 필요를 어떻게 다루는 게 좋을 거라고 생각합니까?

5) 기타 질문

이외에도 다음과 같은 질문을 고려해볼 수 있습니다. 예를 들면 "이 병이 자신에게 가지는 의미가 무엇입니까?", "자신이 어려움을 극복했을 때 무엇이 도움을 주었습니까?", "정서적 지지가 필요할 때는 누구에게 도움을 청합니까?", "미래에 대한 기대, 희망, 두려움이 있다면 그것은 무엇인가요?"

영성에 관한 평가는 임상의가 환자의 질병에 대한 대응, 사회적 지지, 의학적 결정에 종교가 어떻게 영향을 미치는지를 알게 하는 데 도움을 줄 수 있습니다.

9
말기 환자의 치유에서 정신건강의학의 역할

    말기 환자의 치유에서는 과학(의학)과 예술(정신건강의학)의 조화가 필요합니다.

    예술은 의사(치유자)의 성격, 환자 및 가족의 과거력, 그들의 정신사회적 가치 및 문제들에 좌우됩니다.

    말기 암 환자와 가족의 치유에는 정신건강의학과 의사의 자문이 필요할 수 있습니다.

    그 이유는 치유에 관한 결정에 관해 환자와 가족 간에 갈등이 일어날 수 있기 때문입니다.

    말기 환자에 대한 치료의 목표는 남은 생존 기간 중 최대한으로 평안을 제공해주는 것입니다.

따라서 치료자는 환자와 가족에게 '임종을 앞둔 환자가 달라진 것은 없다. 다만 변한 게 있다면 기대 수명이다. 따라서 정서적으로 도울 필요성이 더 커졌다'라는 것을 일깨워줄 필요가 있습니다.

10
임종을 앞둔 사람들의
영적 고통에 대한 치료적 개입

말기 환자들에게는 환자와 가까운 사람들이나 종교로부터 받는 정서적 지지가 죽음의 과정에 대응하는 데 있어서 중요한 역할을 할 수 있습니다.

말기 환자들의 영적 고통에 대한 치료적 개입의 목표는 임종을 앞둔 시기의 절망감, 의기소침, 고통을 줄여주면서 영적 평안을 얻게 하고 남은 삶의 의미를 긍정적으로 변화시키는 것입니다.

말기 환자들에 대한 개입으로는 개인 정신치료와 집단 정신치료가 있습니다.

암 환자들에게는 집단 정신치료가 개인 정신치료보다 더 효과적일 수 있습니다. 그 이유는 환자들이 고립감을 느끼지 않으면서 개인적 경험들을 공유하고 서로를 지지해줌으로써 그들의 건강 문제에 더 잘 대응하게 할 수 있기 때문입니다.

영적 고통에 대한 치료적 개입의 원칙은 다음과 같습니다.
① 신체적 증상들을 완화시켜줍니다.
② 지지자를 제공합니다.
③ 삶의 목적, 가치, 의미를 인식할 수 있도록 삶 전반을 돌아보게 합니다.
④ 죄책감이나 용서, 화해할 일이 있는지를 알아봅니다.
⑤ 종교적인 것과 관련해서 이야기할 수 있게 합니다.
⑥ 삶의 목표를 재구성해보도록 합니다.
⑦ 명상을 권장합니다.
⑧ 치료(원인의 제거)보다 치유(고통의 감소)에 초점을 맞추도록 합니다.

이런 치료의 방법은 프랭클(Victor Frankle)에 의한 자기초월(개인적 경험의 확대)과 의미의 개념을 이용한 것입니다. 자기초월은 삶의 의미와 목적을 찾도록 도움을 주는 로고테라피(logotherapy)의 한 부분입니다.

여기서 logo는 그리스어인 'logos'에서 유래된 단어로, '의미'를 뜻합니다.

의학에서 영적 치유는 환자를 호스피스로 옮기는 과정을 도우면서 임종에 임박한 환자에게 평안을 찾게 해주는 것입니다. 특히 영적 지지는 말기 환자가 검증되지 않은 치료를 무리하게 받을 위험을 줄여줄 수 있습니다.

영적 고통을 다루기 위한 일환으로 모든 말기 환자들에게 종교를 적극적으로 권장하는 것은 바람직하지 않습니다. 그러나 영성의 의미에 기반을 둔 치료는 환자들에게 보편적으로 적용할 수 있습니다. 그리고 이런 치료는 환자, 치료자 모두가 수용할 가능성이 높습니다.

임상의들은 영적 평가와 목회자 돌봄을 의뢰하는 데 중요한 역할을 할 수 있습니다.

목회자는 영적 치유의 전문가로서 환자들이 죽음의 과정을 잘 넘어갈 수 있도록 도와줄 수 있습니다.

진행된 암 환자들에 대한
의미 중심 정신치료

진행된 암 환자에 대한 의미 중심 집단 정신치료는 프랭클의 로고테라피 개념을 이용하는 치료법입니다. 로고테라피의 전제는, 삶의 의미를 찾지 못하면 심리적 고통을 겪을 수밖에 없다는 것입니다.

이 치료 프로그램은 진행된 암 환자들이 삶의 의미와 목적을 찾게 하고 평안을 누리게 하는 데 도움을 줄 수 있도록 구성됩니다. 치료 기간은 2주간 6회에 걸쳐 이루어지고, 1회 면담은 45분으로 합니다. 면담 때 다루어질 내용은 암의 의미, 지난 삶의 의미, 삶의 유한성, 책임감, 경험, 미술, 유머, 미래에 대한 희망 등이 포함됩니다.

로고테라피 치료자는 환자가 스스로 '내가 누구인가', '나는 현재 상황을 어떻게 해석하고 싶어 하는가', '나는 무엇이 되고 싶은가'를 알게끔 도와줍니다.

이 치료는 고난에 대한 태도를 바꾸는 것, 그 고난의 정체성을 새로운 관점에서 바라보는 것, 삶 가운데 자신이 한 기여의 중요성을 긍정적으로 재해석할 수 있게 허용하는 것에 중점을 둡니다.

이 치료 과정에서 강조되는 것은 환자의 삶에서 의미를 부여해주는 활동, 관계 등을 찾아내는 일입니다. 죽음의 공포는 자신의 문제로부터 자신에게 중요한 것으로 관심을 옮기게 함으로써 극복할 수 있습니다.

임종 시에는 가까운 중요한 사람과의 마지막 인사를 나눌 수 있게 합니다.

의미 중심 치료는 옛 사고를 가진 사람을 새로운 사고, 새로운 관점을 가진 사람으로 바꿀 수 있습니다.

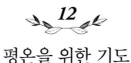

평온을 위한 기도

미국의 신학자인 라인홀드 니부어(Reinhold Niebuhr)의 '평온을 위한 기도'가 어려운 상황과 심각한 건강의 문제에 잘 대응하도록 도움을 줄 수 있습니다.

"하나님, 바꿀 수 없는 것은 받아들일 수 있는 평온함을 주시고, 바꿀 수 있는 것은 바꾸게 하는 용기를 주시고, 그리고 그 둘의 차이를 알 수 있는 지혜를 주시옵소서."

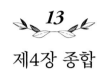

제4장 종합

종교와 영성이 몸과 마음에 미치는 영향은 다음과 같이 요약해볼 수 있습니다.

■ 종교적 인지(사고)와 행동은 스트레스를 효과적으로 다룰 수 있게 합니다.

■ 종교적 참여는 자존감, 효능감, 통제력을 높이고, 건설적 대응을 촉진시키거나 사회적 지지를 강화함으로써 건강을 증진시킬 수 있습니다.

■ 종교 공동체에 참여하는 것이 건강에 관련된 행동을 조절

하여 정신적, 신체적 건강을 증진시킬 수 있습니다.

■ 타인을 위한 기도와 같은 영성이 중요한 사회적 지지원이 됩니다.

■ 종교 및 영성은 우울과 불안을 감소시키고, 수명을 연장시킬 수 있습니다.

■ 종교 및 영성은 신체 질환을 가진 우울증 환자에게 건강의 문제에도 불구하고 삶의 목적과 의미를 부여할 수 있습니다.

■ 의미 중심 집단 정신치료는 진행된 암 환자들이 삶에서 의미와 목적을 찾고 평안을 누리게 하는 데 도움을 줄 수 있습니다.

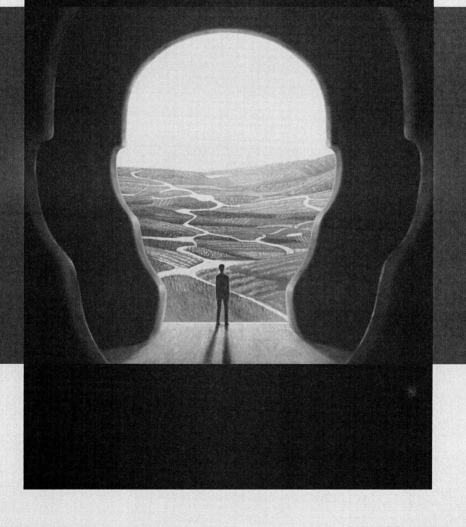

제 5 장

영적 스트레스를 다루는 법

죄책감으로부터 벗어나는 법

죄책감은 자신의 행동이 평상시의 도덕적 기준에 맞지 않을 때 느끼는 감정으로, 주로 과거의 잘못에 대한 자책에서 비롯되는 게 보통입니다. 이것은 수치심과는 다릅니다. 수치심은 다른 사람보다 자신이 더 열등하다, 못하다는 생각이나 믿음에서 비롯되는 감정입니다. 일반적으로 사람들은 일단 어떤 잘못으로 인해 수치심을 느끼게 되면, 남에게 자신이 바보처럼 보이는 것을 참지 못하고 의도적으로 자신의 잘못을 숨기려고 합니다.

이에 반해 죄책감은 숨기질 못합니다. 죄책감을 느끼거나 그것 때문에 괴로우면 남에게 죄책감의 내용을 털어놓으려 합니다. 그런 면에서 죄책감은 일종의 정직한 감정이라고 할 수 있습니다.

남에게 표현을 하지 않으면 계속 괴로움이 지속되지만, 일단 표현을 하고 나면 죄책감은 희석되거나 그 강도가 줄어들기 마련입니다. 죄책감이 문제가 되는 것은 죄책감의 정도가 심해 일상생활을 방해할 정도로 영향을 미치는 경우입니다.

우리 주변에는 과거의 잘못에 대한 죄책감으로 인해 괴로워하는 사람들이 의외로 많습니다. 누구나 잠시 느낄 수 있는 감정임에도 불구하고 죄책감을 느끼는 정도가 지나치게 심하고, 또 이런 감정이 자꾸 반복되다 보면 사람의 건강을 위협하기도 합니다. 죄책감은 면역체계를 약화시켜 질병을 일으키거나 우울증에 빠뜨려 자살에 이르게 할 만큼 파괴적일 수 있습니다.

월남전에 참전했던 40대 후반의 한 남자는 귀국해서 제대한 후에도 전쟁 중에 적을 죽인 것에 대한 죄책감에 계속 시달렸습니다. 그는 매일 술로 잊으려고 하다가 알코올 중독자가 되었고, 끝내는 목매어 자살하고 말았습니다.

그렇다고 죄책감이 항상 부정적이기만 한 것은 아닙니다. 때로는 더 이상 다른 사람을 해치거나 괴롭히지 않게끔 하는 긍정적인 역할을 하기도 합니다. 한때 아이들이나 부하 직원을 욕하거나 때리던 사람이 죄책감을 느끼면서 더 이상 가혹 행위를 하지 않는 경우도 있습니다.

과거의 죄책감이 자꾸 되살아나 괴롭히는 이유는, 현재의 어떤 상황이 과거와 서로 맞물려 있기 때문입니다. 풀리지 않는 현재의 갈등이 과거의 잘못과 연관된 게 아닌가 하는 쪽으로 생각하다 보면 자꾸만 과거에 집착하게 되고 더욱더 과거 속으로 빠져들게 되는 것입니다. 과거사에 집착한 나머지 현재의 일에 충실하지 못하고 그럼으로써 현실 적응력이 떨어지고 가정생활은 물론 사회생활에까지 지장을 받게 됩니다. 결국 죄책감은 현실 도피의 수단이 됩니다.

죄책감은 통증과 마찬가지로 어떤 조치가 필요하다는 신호입니다. 죄책감이 자신을 괴롭히려고 한다면 우선 다음과 같은 방법으로 극복해보길 권장합니다.

첫째, 보상 행위를 하십시오.

어떤 남자는 어렸을 때 몰래 기차를 탔던 일에 대한 죄책감에 시달린 나머지, 10여 년이 지난 후 그 기찻삯을 철도청에 물어주고서야 죄책감으로부터 벗어날 수 있었습니다. 자주 밤늦게 들어가 죄책감을 느꼈던 남편이라면 한 달에 한두 번 정도는 아내를 밖으로 불러내 함께 외식을 한다든가 여행을 떠나보는 것입니다.

둘째, 자신의 한계를 인정하십시오.

우리는 불완전한 존재라는 사실을 인정해야 합니다. 모든 일을 스스로 통제할 만큼 우리는 완벽한 존재가 아닙니다. 그래서 '죄는 인간이 짓고 용서는 하나님이 하는 것'이라고 했나 봅니다. '사람은 실수와 실패를 통해서 깨우치고 배우며 성장하게 된다'라는 것을 기억해야 합니다.

셋째, 과거의 유령을 쫓아내기 위해 현재의 일에 더 충실하십시오.

현실에 만족할 수 있는 일에 열중하다 보면 과거 일에 대한 집착으로부터 벗어날 수 있기 때문입니다. 약혼 후 옛 애인과 성적 관계를 가졌던 30대 여자는 죄책감에 시달린 나머지 우울증에 걸렸습니다. 그러다가 자수를 배우고 학생들에게 영어를 가르치면서 죄책감에서 벗어날 수 있었고 우울증도 극복할 수 있었습니다.

넷째, 가능하면 죄책감에 관련된 얘기를 남에게 하십시오.

결혼 전 다른 남자와 성적 관계를 가졌던 한 여인은 죄책감 때문에 결혼생활이 몹시 괴로웠습니다. '나는 용서받지 못할 여자다'라는 자책과 불안으로 안절부절못하고 잠을 제대로 잘 수 없었습니다. 더 이상 견디다 못해 병원을 찾은 그녀는 결국 정신건강의학과 의사와의 상담을 통해서 죄책감으로부터 벗어날 수 있었습니다.

누군가에게 숨겨둔 자신의 감정을 표현한다는 것은 매우 중요한 일입니다. 죄책감은 은밀한 곳에서 자라납니다. 마음속에 묻어두거나 숨기면 숨길수록 죄책감은 더욱더 커지게 마련입니다. 결국에는 마음은 물론 몸도 병들기 쉽습니다.

그러나 얘기하고 나서 다른 죄책감을 만들어 개인적으로 고민이 될 것 같다면 친구나 가까운 주위 사람들에게 말하기보다는 전문적인 상담가를 찾아가 얘기하는 편이 오히려 도움이 될 수 있습니다.

만약 어디에도 하소연할 수 없다면 하나님 앞에 고백해봅시다. '그의 앞에 마음을 토하라 하나님은 우리의 피난처시로다(시편 62:8).'

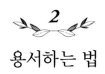

용서하는 법

용서하는 마음이 생기면 사는 것이 달라집니다. 반면 용서를 하지 않으면 미운 마음이 생기고 남에게 상처를 주기 쉬울 뿐만 아니라 자신의 건강도 해치게 됩니다.

자기를 괴롭힌 사람을 두고 '내 눈에 흙이 들어갈 때까지 용서를 못 하겠다'라고 말하는 사람이 있습니다. 뼛속 깊이 사무친 한과 분노가 단순히 상대방에게만 향하는 것은 아닙니다. 오히려 자신의 몸을 더 파괴할 수 있습니다. 이런 사람들이 암이나 관상동맥 질환은 물론 우울증에 잘 걸린다고 알려졌습니다.

레오나르도 다빈치가 '최후의 만찬'을 그리던 어느 날, 어떤 사람의 일로 몹시 화가 났습니다. 그래서 다빈치는 그에게 소리를 지르고 욕을 해댔습니다. 그리고는 예수의 얼굴을 그리기 위해 다시 붓을 들었습니다. 그러나 붓을 움직일 수 없었습니다. 화난 예수의 얼굴이 떠올랐기 때문이었습니다. 붓을 제대로 움직이지 못하는 자신에게도 화가 치밀었습니다.

마침내 그는 붓을 내려놓고 자신을 화나게 했던 그 사람에게 가서 용서를 구했습니다. 사과를 받고 화실로 돌아와서야 자신이 구상하던 예수의 얼굴을 완성할 수 있었다고 합니다.

한 유방암 환자는 남편이 늦게 귀가하며 자신을 전혀 돌보지 않은 것에 대한 분노와 적개심이 가슴속에서 끓고 있었습니다.

그러다가 책에서 '용서하라'라는 부분을 읽고 나서 용서하는 마음을 가지면서 남편에 대한 미움이 많이 가셨습니다. 가슴이 부글부글 끓던 증상도 없어지고, 찡그리던 얼굴도 밝은 표정으로 바뀌었습니다.

남아공화국의 만델라는 인종차별에 대한 투쟁을 하다가 붙잡혀 오랜 기간 감옥생활을 하면서 백인들에게 온갖 고문을 당했습니다.

그러나 그가 대통령이 된 후에는 자기를 괴롭힌 백인들에게 보복하는 대신 화합의 길을 선택하였습니다. 용서하는 마음이

나라의 불행을 막았던 것입니다.

　용서한다는 것은 쉬운 일이 아닙니다. 그러나 용서 없이는 마음의 평화가 올 수 없습니다. 결국에는 선택할 수밖에 없습니다. 전쟁을 하든지, 아니면 용서를 하든지. 성경에는 이런 내용을 담은 구절이 있습니다. '너희를 사랑하는 자만을 사랑하면 칭찬받을 것이 무엇이냐 죄인들도 사랑하는 자는 사랑하느니라(누가 6:32). 오직 너희는 원수를 사랑하고 선대하며 아무것도 바라지 말고 꾸어주라 그리하면 너희 상이 클 것이요(누가 6:35).'

　그러나 어떤 사람을 용서하기 어려우면 그 사람을 위하여 기도하길 바랍니다: '긍휼히 여기는 마음을 갖고 용서하게 하여주시옵소서.'

3

기도

기도는 우리의 마음을 평온하게 할 수 있습니다. 잠을 자기 전에 눈을 감고 자신의 하루를 되돌아보면서 오늘 한 일에 대해 감사하고 앞으로 할 일에 대해 힘과 지혜를 주기를 기도해봅시다. 의외로 마음이 평온해지면서 다음 날을 새롭게 맞이할 수 있습니다. 우리가 살아가는 데에는 영적인 건강도 필요합니다. 기도가 이런 영적인 건강에 도움을 줍니다.

기도는 스트레스 관리에도 도움이 됩니다. 어려운 일이 있을 때는 물론, 하루를 지내면서 일정한 때에 고개를 숙이고 눈을 감는 것만으로도 평온을 얻을 수 있습니다. 또한 기도는 스트레스를 견딜 수 있게 자신을 변화시키는 시간이 될 수도 있습니다.

다른 사람을 위한 기도는 그 사람을 위한 중요한 사회적 지지원이 될 수 있습니다. 어려운 일을 당했거나 심한 병을 앓는 사람에게, 혼자서 싸우는 것이 아니라 함께 응원해주는 사람이 있다는 확신을 주어 빨리 일어서고 회복하는 데 큰 힘을 보탤 수 있습니다.

기도에 익숙하지 않다면 다음과 같은 요령으로 해보는 것이 도움이 될 수 있습니다.

1) 규칙적으로 기도하십시오

매일 규칙적으로 기도함으로써 명상을 하게 되고, 개인적으로 자신의 지난 일들을 반추해볼 수 있는 좋은 기회가 되기도 합니다.

2) 감사하십시오

기도할 때 하루하루 지내면서 감사하십시오. 감사하다 보면 삶에서 아무리 어려운 일에 부닥치더라도 극복해나갈 힘을 얻을 수 있습니다. 또 일상생활에서 겪는 스트레스를 떨쳐버리는 데도 도움이 됩니다.

3) 지혜를 구하십시오

살다 보면 때때로 자신이 마음대로 할 수 없는 경우가 생깁니다. 그리고 그런 상황을 벗어날 방도를 모를 수 있습니다. 그럴 때 피할 수 없는 스트레스를 처리할 수 있는 지혜를 구해보십시오. 그러다 보면 뭔가 빠져나올 묘안을 얻을 수 있습니다.

4) 고백하십시오

자신이 저지른 일들 중에 후회되는 것에 대해 하나님에게 고백하십시오. 그러다 보면 속에 묻어둔 양심의 가책으로 생긴 스트레스를 떨쳐버릴 수 있습니다.

5) 원하는 것을 구하십시오

자신이 원하는 것은 자신이 바꾸고자 하는 태도나 행동일 수 있고 또는 지혜일 수도 있습니다. 구하면 하나님께서 응답해줄 것입니다. 자신이 요구하는 것을 얻지 못한다고 해서 기도하는 것을 포기하지 마십시오. 때로는 멀리 봐서 자신에게 좋지 않은 것에 대해서는 하지 않도록 말릴 수도 있기 때문입니다. 이런 경우 하나님이 원하시는 때가 있음을 알고 기다릴 필요가 있습니다.

6) 구체적으로 요청하십시오

예를 들면 "하나님, 저희 친구를 축복해주십시오"라고 막연히 요청하기보다는 "하나님, 저희 친구가 직장을 갖도록 도와주셔서 생활하는 데 어려움이 없게 해주십시오"라는 식으로 구체적으로 요청해봅니다.

7) 기도의 요령: ACTS

ACTS, 즉 A는 adoration(경배), C는 confession(고백), T는 thanksgiving(감사), S는 supplication(간구)라는 것의 약자입니다. 이것을 참고해서 기도해보는 것도 도움이 될 수 있습니다.

8) 기도를 위한 태도

첫 번째는 자기 낮춤, 즉 겸손입니다. 두 번째는 의존입니다. 세 번째는 관계입니다. 다시 말해서 자기를 낮추면서, 하나님에게 의존하며, 하나님과의 관계를 갖고자 하는 마음과 노력이 전제되어야 좋은 기도가 될 수 있습니다.

만약 기도에 익숙해져 있지 않다면 아예 기도 내용을 적어놓고 매일 밤 또는 아침에 그것을 속으로 낭송해보는 것도 자신에게 평온을 가져다줄 수 있는 방법입니다.

4

오늘이 마지막 날인 것처럼 생각하십시오

우리는 늘 어제처럼 오늘도, 내일도 살 수 있을 것이란 생각을 가지고 살아갑니다. 그래서 어제 자신에게 잘못했던 사람을 쉽게 용서하지 못하고 미운 감정을 품으면서 하루하루를 살아갑니다. 그러나 만약 '오늘이 마지막 날'이라고 한다면, 절대로 용서 못 할 것 같던 사람에 대해서도 용서할 수 있는 마음을 가질 수 있습니다.

가령 의사로부터 시한부 인생의 선고를 받았다고 합시다. 자신이 애써 모은 재산이 아무리 많더라도 그것이 무슨 의미가 있겠습니까? 더구나 오늘 하루가 내게 주어진 유일한 날이라고 한다면 아무리 일이 어렵고 사람이 밉다 하더라도 그 충격의 정도는 죽음에 비할 바가 못 됩니다. 그렇다면 지금까지와는 다른 삶을,

보다 더 긍정적인 삶을 살려고 하지 않겠습니까?

생명에 위급한 관상동맥 질환을 앓고 난 환자들은 대개 병을 앓기 전보다 화를 잘 내지 않는 경향이 있다고 합니다.

지금 자신이 어려운 상황에 있습니까? 지금 자신에게 용서 못 할 사람이 있습니까? '그렇다'라고 한다면 '오늘이 마지막 날이다'라고 생각해보십시오. 어떤 어려운 일도, 용서 못 할 사람에 대해서도 '그게 별것이 아닌데'라는 생각으로 바뀌게 될 것입니다.

때로는 다른 생각을 할 수 있는 여유를 갖게 해서 자신의 삶을 질적으로 변화시킬 수 있습니다.

5

사랑이 기적을 만듭니다

오래전에 '사랑의 기적(miracle worker)'이란 영화를 보고 진한 감동을 받았습니다. 날 때부터 보지도, 듣지도, 말하지도 못했던 헬렌 켈러가 어떻게 장애인을 위해 봉사하는 사람으로 성장할 수 있었는지를 그린 영화입니다.

헬렌 켈러를 그렇게 만든 것은 가정교사인 설리번 선생의 사랑이었습니다. 그런 성취는 고집불통으로 성질 사나웠던 구제불능의 헬렌 켈러를 사랑으로, 인내심으로 가르치며 훈련시켜 이룬 사랑의 열매였습니다.

우리 주변에는 사랑을 받지 못해 우울증에 빠지거나 신체적 고통 속에서 신음하는 사람들이 적지 않습니다. 다시 말해, 사랑의 결핍은 단순히 기분만 우울하게 하는 게 아니라 때로는 통증과 같은 신체적 고통을 일으키기도 합니다.

특히 최근에는 몸이 여기저기 아파서 이 병원 저 병원, 이 과 저 과를 전전하다가 별로 효과를 보지 못해 정신건강의학과를 찾아오는 사람들이 점차 늘고 있는 추세입니다.

40대 중반의 남자는 허리의 통증으로 정형외과에서 여러 가지 검사를 하면서 치료를 받았습니다. 그러나 아무리 진통제를 써도 통증은 전혀 호전의 기미를 보이지 않았습니다. 때로는 통증이 너무 심한 나머지 화장실에도 가지 못할 정도여서 아내가 손수 소변을 받아내야 했습니다.

아내와의 성격 차이, 성적 요구에 잘 응해주지 않는 아내에 대한 불만, 다른 곳으로 전근 가는 데 따른 불편 등이 겹쳐 그야말로 살맛이 나지 않았습니다. 이런 생활 속에서 결국 예전에 좀 아팠다가 회복된 허리의 통증이 재발하였습니다. 그러나 이번의 통증은 과거와는 달리 너무 견디기가 힘들 정도로 심했습니다.

그러나 한 가지 이상한 일이 생겼습니다. 성관계를 요구할 때는 피곤하다며 거절하던 아내가, 남편이 아프기 시작한 후에는 전혀 다른 모습을 보인 것입니다. 소변을 받아내는 것은 물론, 남편의 병을 위해서라면 아무리 먼 거리라도 싫어하는 기색 없이 몇 번이고 갔다 오곤 하였습니다. '아내의 어디서 저런 힘이 날까? 나라면 과연 저렇게 할 수 있을까?'라는 의문이 생길 정도로 아내의 모습은 달라져 있었습니다.

한때는 아내의 무관심 때문에 헤어질 것까지 생각했던 그는 아내의 헌신적인 모습을 본 후로는 생각이 바뀌었습니다. '역시 아내밖에 없어.' '병이 나으면 아내에게 잘해주어야지.' 그리고 아내에 대해 옹졸했던 자신이 부끄러워졌습니다. 그는 '이제야 인생의 참맛을 알고 새롭게 살 것 같다'라는 자신감을 보이기도 했습니다. 그런 생각을 가지면서 진통제를 먹지 않아도 거짓말처럼 허리가 아프지 않았습니다.

결국 아내로 인해 병이 재발했다가 아내로 인해 병이 낫게 된 것입니다. 아픈 몸만 나은 것이 아니라 좁았던 자신의 마음의 창도 탁 트이게 되었습니다. 세상을 보는 눈이 달라진 것입니다. 사랑은 이처럼 사람 자체를 바꾸는 힘도 가지고 있습니다.

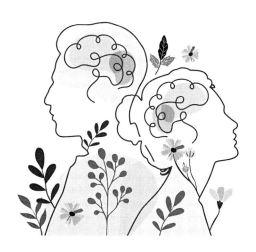

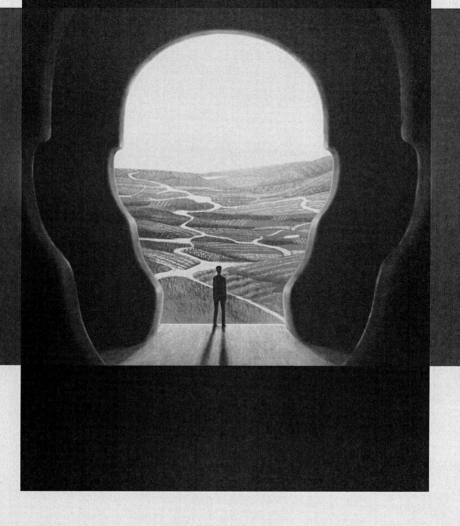

제6장

개인적 영적 경험

영적 경험의 에피소드

1) 사랑의 비

오래전에 '하나님이 비를 의로운 자와 불의한 자에게 내려주신 다(마태 5:45)'라는 말씀을 읽으면서 갑자기 가슴이 먹먹해질 정도로 벅찬 감동이 밀려온 적이 있었습니다. 선한 사람이건 악한 사람이건 가리지 않고 누구에게나 내려주시는 비. 아, 이게 바로 하나님의 사랑이구나! 평소 무심히 바라보던 비가 사랑의 비로 다가왔습니다.

이와 연관된 것으로, '너희 원수를 사랑하며 너희를 박해하는 자를 위하여 기도하라(마태 5:44)' 하는 말씀은 실행하기 어려운 것이지만 결국에는 이것밖에 해답이 없다는 것에 머리를 숙이게 됩니다. 만나는 가까운 사람들 중 심한 마음의 상처를 준 사람이 쉽게 지워지지 않을 때 이 구절을 생각하고 기도하면서 잊을 수 있었습니다.

2) 십자가 두 개

20여 년 전 어느 날 이른 새벽, 건너편 아파트 창에 빛이 반사되어 하얀 십자가 두 개(하나는 정사각형, 다른 하나는 직사각형)가 눈에 들어왔습니다.

처음엔 믿음이 약해서 막연히 열심히 믿으라는 뜻으로만 생각했습니다. 그러나 두 십자가가 무엇을 의미하는지는 오랫동안 풀리지 않은 숙제였습니다.

십여 년이 지난 후에 다시 문득 떠오른 두 십자가. 이제야 하나는 나의 영혼을 위한 십자가, 다른 하나는 다른 영혼을 위한 십자가라는 것을 깨달았습니다.

3) 빚이 빛이 되는 기적을 꿈꾼다

50대 중반에 지하철역에서 집으로 걸어오다가 불현듯 고등학교 때 일이 생각났습니다. 빚진 자로 살면서 빚을 갚으려 하지 않았다는 생각에 마음이 무겁게 내려앉았습니다. 잦은 복통을 견디다 못해 '병을 낫게 해주시면 하나님께서 하라는 대로 하겠습니다'라고 약속을 했습니다.

그 후 병이 나았으나 그 일을 까마득히 잊고 살았습니다. 정년을 몇 년 앞두고 처음으로 받은 내시경 검사에서 십이지장 궤양을 앓았던 흔적이 있다고 들었습니다.

그 후 달라졌습니다. 빚을 갚기 위해 뭔가 해야겠다는 마음이 일어났습니다. 그래서 예배 연극을 시작했고, 영적인 글을 쓰려고 했습니다. 영혼의 문을 두드리고, 영혼과 대화하고, 영혼을 노래하며, 영혼을 위로하는 글을 쓰고 싶었습니다. 빚이 빛이 되는 기적을 꿈꾸면서.

2

우리의 자화상과 하나님

사람은 가지면 가질수록 더 갖고 싶어 합니다. 그것이 돈, 명예, 권력, 사랑이든지 간에 말입니다. 가진 것을 나누기보다는 받으려고 합니다. 잘나가면 자기가 잘나서 그런 줄 알고 교만해져 그렇지 못한 사람을 멸시합니다.

한편 우리는 한없이 약한 존재입니다. 상처 준 사람을 오래도록 마음에 두고 미워합니다. 남이 나보다 잘되면 배 아파합니다. 그리고 쉽게 열등감을 느낍니다. 외모 때문에, 학력 때문에, 재산 때문에, 자녀들 때문에. 불행한 일이 닥치면 쉽게 원망합니다.

교통사고로 머리를 다친 여인이 "하나님을 열심히 믿었는데 왜 저에게 이런 날벼락을 내렸어요?" 성난 목소리로 반문합니다.

밤새 집에서 갑자기 심장마비로 죽은 아들을 둔 어머니는 "하나님도 무심하시지. 나쁜 사람들은 남겨두고 왜 착한 내 아들을 데려갑니까?" 슬픔을 억누르며 외칩니다. 이런 우리를 바라보시는 하나님의 모습은 어떠실까요?

하나님께서는 우리를 지으실 때 자신의 형상을 본뜨시고, 모든 생물을 다스릴 수 있도록 지상에서 가장 존귀한 존재가 되도록 해주셨습니다. 부족함을 채워주셔서 우리를 부유하게 하시는 한편, 때로는 교만하지 않도록 우리를 가난하게도 하시는 하나님. 결코 아무것도 아닌 우리를 아무것이라도 될 수 있는 귀한 존재로 만드신 하나님. 작은 것을 소중하게 하시고 큰 것을 허무하게 하시는 하나님. 마음을 비우고 욕심을 버리기만 하면 마음의 평화를 주시는 하나님. 잃어버린 한 마리 양이라도 결코 버리지 않으시는 하나님. 우리를 지으시고 바라보면서 흡족해하셨던 하나님. 우리를 위해 외아들을 보내주셔서 죽게 하신, 사랑이 많으신 하나님. 부활하신 예수님이 '내 어린 양을 먹이라'라고 부탁하고는 하늘에 오르셔서 아직도 우리 곁에 함께하시는 하나님. 우리의 잘못을 알면서도 오래 참으시고 노하길 더디게 하시는 하나님. 하나님 곁을 떠나 방황할 때 언제라도 돌아오길 기다리시는 하나님.

하나님에게 물어보고 싶은 질문은, "지금도 우리를 지으신 것을 후회하지 않고 좋아하고 계시나요?"

$$\text{3}$$

영혼을 새롭게 하는 말씀

평소 성경에 나오는 하나님 말씀을 대하면서, 가슴에 작은 파도를 일으키며 나를 새롭게 일깨워준 구절을 함께 나누고자 합니다.

1) 에베소서 2장

8절   너희는 그 은혜에 의하여 믿음으로 말미암아 구원을 받았으니 이것은 너희에게서 난 것이 아니요 하나님의 선물이라

9절　행위에서 난 것이 아니니 어느 누구든지 자랑하지 못하게 함이라

10절　우리는 그가 만드신 바라 그리스도 예수 안에서 선한 일을 위하여 지으심을 받은 자니 이 일은 하나님이 전에 예비하사 우리로 그 가운데서 행하게 하려 하심이니라

묵상　믿음이 내가 선택한 것이 아니고 은혜에 의한 것임을 알게 해주고 또 믿음에 의해 구원받았으니 이제는 당연히 예수님 안에서 선한 일을 해야 할 것임을 깨닫게 되었습니다. 선한 일을 하는 것이 나의 자랑으로 내세울 게 아님을 일러주셨습니다.

2) 요한복음 15장

15절　이제부터는 너희를 종이라 하지 아니하리니 종은 주인이 하는 것을 알지 못함이라 너희를 친구라 하였노니 내가 내 아버지께 들은 것을 다 너희에게 알게 하였음이라

16절 너희가 나를 택한 것이 아니요 내가 너희를 택하여 세
웠으니 이는 너희로 가서 열매를 맺게 하고 또 너희 열
매가 항상 있게 하여 내 이름으로 아버지께 무엇을 구
하든지 다 받게 하려 함이라

17절 내가 이것을 너희에게 명함은 너희로 서로 사랑하게
하려 함이라

묵상 나를 택하신 이가 나로 하여금 열매를 맺게 하여 예수
님의 이름으로 구하면 무엇이든지 주셔서 우리가 서로
사랑하는 데 쓰도록 하시는 하나님. 그의 사랑의 위대
함을 깨닫게 됩니다.

3) 데살로니가전서 5장

15절 누가 누구에게 악으로 악을 갚지 말게 하고 서로 대하
든지 모든 사람을 대하든지 항상 선을 따르라

16절 항상 기뻐하라

17절 쉬지 말고 기도하라

18절 범사에 감사하라 이것이 그리스도 예수 안에서 너희를 향하신 하나님의 뜻이니라

묵상 내 마음에 상처를 준 사람을 얼마나 많이 원망했습니까? 얼마나 많이 미워했습니까? 말씀대로 누구에게든지 선을 따라 대할 수 있게 하여주시옵소서. 성령의 도움으로 그런 능력을 가질 수 있게 하여주시옵소서. 늘 예수님 안에서 기쁨과 감사와 기도로서 살아갈 수 있도록 도와주시옵소서. 그렇게 살아가는 것이 하나님의 뜻임을 알게 해주셔서 감사합니다.

4) 마태복음 11장

28절 수고하고 무거운 짐 진 자들아 다 내게로 오라 내가 너희를 쉬게 하리라

29절 나는 마음이 온유하고 겸손하니 나의 멍에를 메고 내게 배우라 그리하면 너희 마음이 쉼을 얻으리니

30절 이는 내 멍에는 쉽고 내 짐은 가벼움이라 하시니라

묵상 늘 짐에 눌려 지내왔습니다. 세상 것에 대한 욕심 때문에 아무리 무거워도 내려놓을 줄 모르고 살아왔습니다. 가지면 가질수록 더 많이 가지려고만 했습니다. 그것이 하나님을 멀리하게 하는 죄임을 깨달았습니다. 세상 것에 대한 욕심을 버리고 예수님의 온유와 겸손을 배우며 닮아갈 수 있게 하여주시옵소서. 그래서 인생의 짐이 가벼워지고 쉼과 평안을 누릴 수 있게 하여주시옵소서.

5) 사도행전 20장

35절 범사에 여러분에게 모본을 보여준 바와 같이 수고하여 약한 사람들을 돕고 또 주 예수께서 친히 말씀하신 바 주는 것이 받는 것보다 복이 있다 하심을 기억하여야 할지니라

묵상 미국의 한 사업가가 멀리 동양에서 온 한 서양인 의사이자 선교사가 전하는 이야기를 듣고 거액의 기금을

내놓겠다고 제안합니다. 선교사가 감사의 뜻을 표하자 그 사업가는 이렇게 말합니다. "받는 기쁨보다 주는 기쁨이 더 큽니다." 세브란스 씨가 에비슨 선생에게 한 말입니다. 나는 이 말에 감동을 받고 어떻게 이런 말을 할 수 있었을까 궁금해졌습니다. 성경의 사도행전에 이런 비슷한 말이 나오는 것을 보고는 "아! 이 말씀이구나." 절로 탄성이 터져 나왔습니다. 현재 연세대 의대 부속 세브란스병원의 탄생은 하나님께서 역사하신 일이었습니다. 세브란스 씨가 한 말의 근원을 찾고 나서야 말씀이 이렇게 살아서 사람을 움직일 수 있다는 것을 새삼 깨달았습니다.

6) 마태복음 4장

| 3절 | 네가 하나님의 아들이라면 이 돌을 떡으로 만들어보라 |
| 4절 | 사람이 떡으로만 살 것이 아니라 말씀으로 살아야 할 것이다 |

묵상 예수님이 광야에서 사탄이 유혹하는 말에 대한 예수님의 답변이 가슴을 울립니다. 물질에 대한 유혹에 한없이 약한 우리가 얼마나 많은 죄를 짓고 살았는지를 돌아봅니다. 말씀이 물질보다 더 귀하게 느끼도록 도와주시옵소서.

7) 요한복음 14장, 8장

14장 6절 예수께서 이르시되 내가 곧 길이요 진리요 생명이니 나로 말미암지 않고는 아버지께로 올 자가 없느니라

8장 32절 진리를 알지니 진리가 너희를 자유롭게 하리라

묵상 세상의 지식이나 지혜가 아니라 예수님이 길이고 진리라는 것을 일깨워줍니다. 예수님의 말씀이 진리이고 그 말씀을 믿음으로써 죄의 종에서 해방되어 자유로워질 수 있다는 것을 알게 해주셨습니다. 또 십자가와 부활이 진리임을 깨닫게 해주셨습니다. 행하신 여러 이적

들을 통해 생명의 떡이고, 부활이고, 빛이신 예수님을 믿고 생명을 얻어 풍성한 삶을 누릴 수 있게 하여주시옵소서.

8) 빌립보서 4장

12절 나는 비천에 처할 줄도 알고 풍부에 처할 줄도 알아 모든 일 곧 배부름과 배고픔과 풍부와 궁핍에도 처할 줄 아는 일체의 비결을 배웠노라

13절 내게 능력 주시는 자 안에서 내가 모든 것을 할 수 있느니라

묵상 살면서 어려움이 있건 없건 간에 항상 예수님 안에 있으면 평강과 기쁨을 느끼면서 자족할 수 있다는 것을 일깨워줍니다. 어려울 때에만 하나님을 찾는 알량함을 용서하여주시옵소서. 우리의 능력으로는 안 되는 어떤 어려움도 성령의 힘으로 이겨낼 수 있다는 믿음을 갖게 하여주시옵소서.

9) 갈라디아서 6장

9절   우리가 선을 행하되 낙심하지 말지니 포기하지 아니하면 때가 이르매 거두리라

묵상   에디슨 선교사가 가장 좋아했던 말씀이라고 합니다. 예수님 안에서 좋은 일을 한다고 하면서 부딪히는 장애물, 대인 관계 등에서 실망하고 좌절할 수 있습니다. 그러나 결국 참고 견뎌내면 열매를 반드시 거두게 해주신다는 말씀이 큰 힘이 됩니다.

10) 요한복음 14장

13절   너희가 내 이름으로 무엇을 구하든지 내가 행하리니 이는 아버지로 하여금 아들로 말미암아 영광을 받으시게 하려 함이라

묵상   우리가 예수님을 믿어 열매를 맺으면 하나님에게 영광

이 됩니다. 그러니 예수님 이름으로 구하면 들어주시
겠다는 약속을 어찌 믿지 않을 수 있겠습니까?

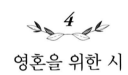

영혼을 위한 시

최근 저자(호: 한물결)가 지은 시와 함께 뇌성마비인 김준엽 시인의 시를 감상하면서 우리 스스로를 되돌아보는 기회가 되었으면 좋겠습니다.

사람이란 - 한물결

먼지로 빚어졌어도
세상 지으신 이를 닮았고
시들어버릴 풀잎이지만
꿈을 먹고 산다
사라질 안개라 해도
세상 귀한 것들 다 받아
우려낸 은혜의 향으로
주눅 든 가슴이
기지개를 켠다

지우개를 위한 기도 - 한물결

잊혀지지 않는
말 못 할 아픔이 있어

가슴속에
싱크홀을 남긴
이름을 지우려고

안간힘을 써도
지워지지 않는다

어떡하나

하늘 향해
두 손을 모으는 수밖에

지우개를 달라고

사랑 - 한물결

세월 따라
기쁨과 슬픔 속에
영글어가는 열매

어둡고 차가운 가슴
환히 밝히고 어루만지는
따사로운 햇살

지칠 때면
다가와
살포시 어깨에 얹는 손길

바다보다 깊고
태산보다 높은

남기고 갈 선물로
눈물 나게 뜨거운 것

나뭇가지의 소망 - 한물결

사랑의 손이 되어

차가운 빈 가슴을 어루만지고

말없이 그저 주기만 할 뿐

자랑하지도 않는다

자기 같은 나뭇가지를 더 만들어

사랑의 손길을 더 많이 더 멀리

내밀고 싶어 할 뿐

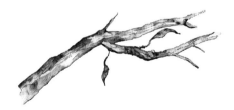

내 인생에 가을이 오면 - 김준엽

내 인생에 가을이 오면
나는 나에게
물어볼 이야기들이 있습니다.

내 인생에 가을이 오면
나는 나에게
사람들을 사랑했느냐고 물을 것입니다.

그때 가벼운 마음으로 말할 수 있도록
나는 지금 많은 사람들을 사랑하겠습니다.

내 인생에 가을이 오면
나는 나에게
열심히 살았느냐고 물을 것입니다.

그때 자신 있게 말할 수 있도록
나는 지금 맞이하고 있는 하루하루를

최선을 다하며 살아가겠습니다.

내 인생에 가을이 오면
나는 나에게
사람들에게 상처를 준 일이
없었느냐고 물을 것입니다.

그때 자신 있게 말할 수 있도록
사람들에게 상처 주는 말과
행동을 하지 말아야 하겠습니다.

내 인생에 가을이 오면
나는 나에게
삶이 아름다웠느냐고 물을 것입니다.

그때 기쁘게 대답할 수 있도록
내 삶의 날들을 기쁨으로
아름답게 가꾸어 가겠습니다.

(중략)

내 인생에 가을이 오면
나는 나에게
어떤 열매를 얼마만큼
맺었느냐고 물을 것입니다.

그때 자랑스럽게 대답하기 위해
지금 나는 내 마음 밭에
좋은 생각의 씨를 뿌려
좋은 말과 좋은 행동의 열매를
부지런히 키워야겠습니다.

(원제: 「내 인생에 황혼이 들면」)